汉竹编著 ● 亲亲乐读系列

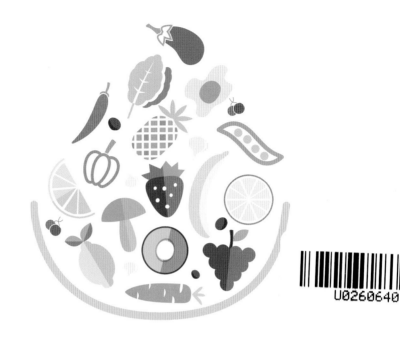

# 怀孕这么吃，
## 长胎不长肉

（第二版）

戴永梅 主编

江苏凤凰科学技术出版社
·南京·

**图书在版编目（CIP）数据**

怀孕这么吃，长胎不长肉 / 戴永梅主编. — 2版. — 南京：江苏凤凰科学技术出版社，2022.01（2023.10重印）

（汉竹·亲亲乐读系列）

ISBN 978-7-5713-2451-3

Ⅰ.①怀… Ⅱ.①戴… Ⅲ.①孕妇－营养卫生②孕妇－妇幼保健－食谱 Ⅳ.①R153.1②TS972.164

中国版本图书馆CIP数据核字 (2021) 第 202142 号

中国健康生活图书实力品牌

**怀孕这么吃，长胎不长肉（第二版）**

| | |
|---|---|
| 主　　　　编 | 戴永梅 |
| 编　　　著 | 汉　竹 |
| 责 任 编 辑 | 刘玉锋 |
| 特 邀 编 辑 | 陈　旻 |
| 责 任 校 对 | 仲　敏 |
| 责 任 监 制 | 刘文洋 |

| | |
|---|---|
| 出 版 发 行 | 江苏凤凰科学技术出版社 |
| 出版社地址 | 南京市湖南路 1 号 A 楼，邮编：210009 |
| 出版社网址 | http://www.pspress.cn |
| 印　　　刷 | 合肥精艺印刷有限公司 |

| | |
|---|---|
| 开　　　本 | 889 mm × 1194mm　1/20 |
| 印　　　张 | 9 |
| 字　　　数 | 200 000 |
| 版　　　次 | 2022 年 1 月第 2 版 |
| 印　　　次 | 2023 年 10 月第 4 次印刷 |

| | |
|---|---|
| 标 准 书 号 | ISBN 978-7-5713-2451-3 |
| 定　　　价 | 39.80 元 |

图书如有印装质量问题，可向我社印务部调换。

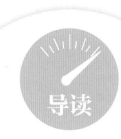

# 导读

很多女性怀孕后仿佛成了家里的"女王"，老公宠着、公婆疼着，还有不在身边的爸妈时常电话关心着，甚至隔三岔五买很多鸡鸭鱼肉送到家里来，就怕孕妈妈营养跟不上。殊不知，这样大补特补，带来的往往是孕妈妈直线飙升的体重和日益发福的身材。

其实健康的孕育，就是孕妈妈适当增长体重，保证胎宝宝健康发育。而有效的孕期体重管理办法，就是保持合理的饮食和科学的运动。孕妈妈应根据胎宝宝的发育情况合理摄取营养，并坚持有效、安全的孕期运动。要知道，肌肉含量高的孕妈妈更容易孕育健康宝宝。

本书首版热销7年，现全新修订！作者更新了理论依据，进一步完善孕期每周食谱，还增加了孕期运动建议，更明确指导孕妈妈建立科学的体重管理和饮食计划，从而顺利度过孕期，并在产后迅速恢复健康体重和理想身材。

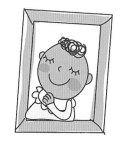

# 目录

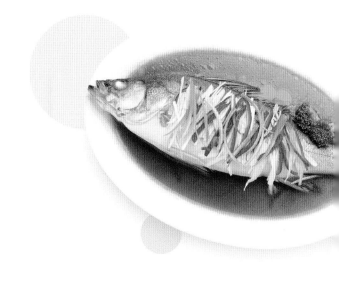

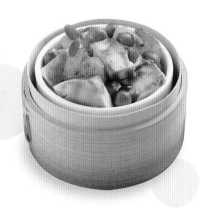

# 第2章 孕期必需的 17 种关键营养素

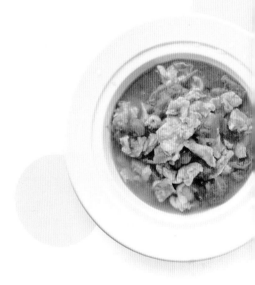

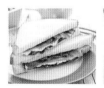
鸡蛋三明治

西蓝花拌黑木耳

虾仁豆腐羹

胡萝卜炖牛肉

凉拌藕片

罗宋汤

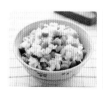
什锦饭

豆角炖排骨

黄花鱼豆腐煲

山药牛奶燕麦粥

秋葵拌鸡肉

珊瑚白菜

# 孕3月
### （9~12周）

## 孕3月预防便秘食谱　70

鸡丝麻酱荞麦面

下饭蒜焖鸡

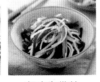
虾皮海带丝

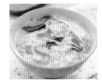
杂粮蔬菜瘦肉粥

柠檬煎鳕鱼

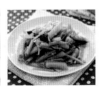
蒜蓉空心菜

# 孕4月
### （13~16周）

## 孕4月补钙食谱　76

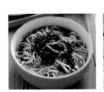
雪菜肉丝汤面

清蒸鲈鱼

炒三脆

煎带鱼

荷塘小·炒

芋头排骨汤

## 孕5月
（17~20周）

孕5月补铁食谱　82

什锦蘑菇饭　　　豌豆炒虾仁　　　鱼香茭白

  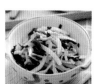

香菇瘦肉粥　　　百合炒牛肉　　　三丝黑木耳

## 孕6月
（21~24周）

孕6月安胎食谱　88

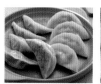  

小白菜锅贴　　　黄花鱼炖茄子　　　丝瓜金针菇

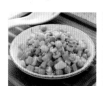  

松仁玉米　　　鱼香肉丝　　　南瓜紫菜鸡蛋汤

## 孕7月
（25~28周）

### 孕7月预防妊娠高血压食谱　94

吐司小·比萨

清蒸黄花鱼

奶香娃娃菜

绿豆南瓜粥

板栗烧牛肉

时蔬鱼丸

## 孕8月
（29~32周）

### 孕8月健脑食谱　100

银鱼煎蛋饼

黑椒鸡腿

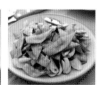
百合炒荷兰豆

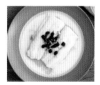
蒸龙利鱼柳

白灼芥蓝

芦笋鸡丝汤

# 孕9月
（33~36周）

番茄鸡蛋炒饭

宫保鸡丁

彩椒三文鱼串

鱼香肝片

芹菜海米拌香干

西蓝花鹌鹑蛋汤

# 孕10月
（37~40周）

平菇芦笋饼

番茄炖牛腩

双味毛豆

杏鲍菇炒猪肉

炒菜花

核桃乌鸡汤

## 第4章 孕期常见不适饮食调理

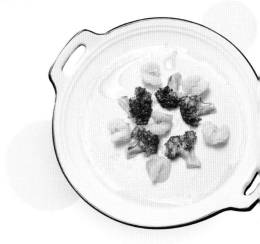

## 第5章 产后饮食与体重管理

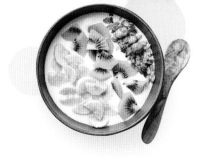

## 第6章　赶走产后不适的营养方案

## 附录　超简便产后局部瘦身操

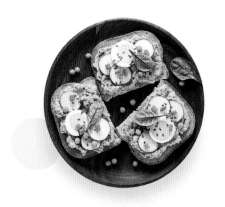

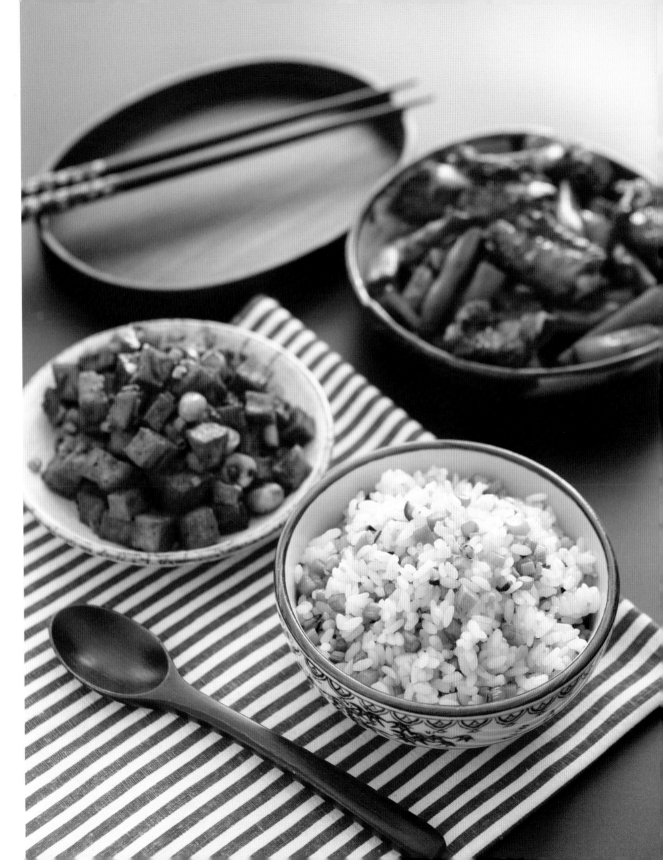

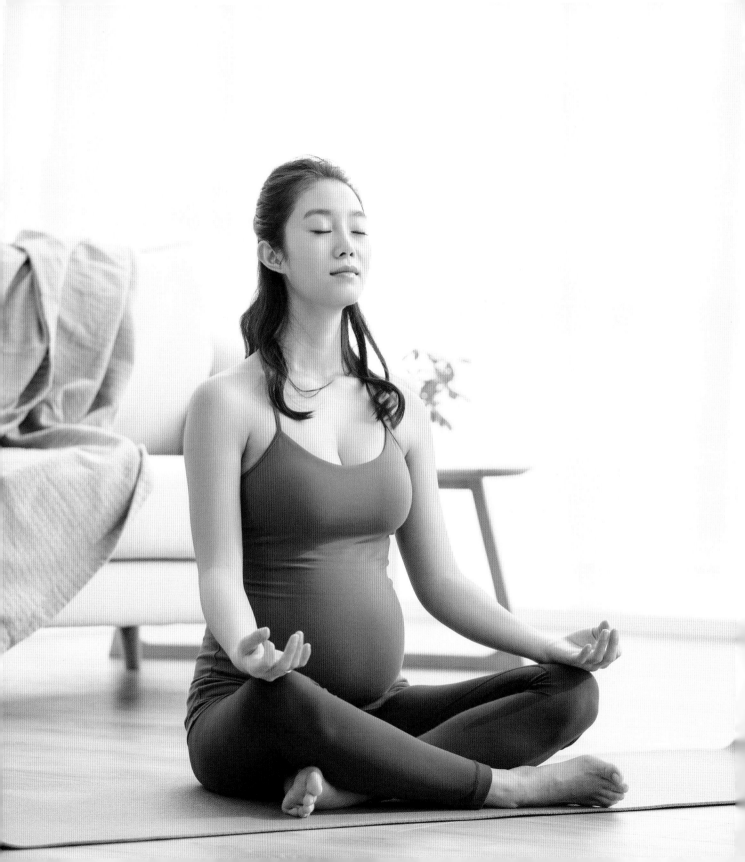

# 第1章

# 做好体重管理，怀孕长胎不长肉

体重合理增长　　营养均衡　　营养自测

# 孕妈妈增长的体重 ≠ 胎宝宝的体重

普通人的体重增长往往是体内脂肪增加，而孕妈妈的体重增长比较复杂，主要包括胎宝宝、胎盘、羊水、增加的血容量、增大的乳腺组织、扩大的子宫和储备的脂肪等。

## 必要性体重增长

胎宝宝、胎盘、羊水、增加的血容量、增大的乳腺组织、扩大的子宫等构成了孕妈妈孕期增长的一部分体重，它支撑着胎宝宝的生长发育，被称为"必要性体重增长"。

必要性体重增长受遗传因素影响而相对稳定，一般为6~7千克。其中，胎盘提供胎宝宝成长所需的大部分物质，最终重量可达胎宝宝体重的1/6。羊水容量变动较大，但一般不会超过2000毫升。孕妈妈增加的血容量为胎宝宝提供养料和氧气，大约有1200毫升。乳腺组织增大是为产后哺乳做准备，而子宫扩大则是为了更好地容纳胎宝宝、胎盘、羊水等妊娠产物。

## 脂肪储备差异可达5~8千克

孕妈妈孕中期和孕晚期的脂肪增长，主要是为产后泌乳做准备。凡是吃下去、消化得了的食物，能量成分消耗不完就会转化为脂肪。孕妈妈体重增长的差异主要是脂肪储备的多少造成的。脂肪储备的多少与饮食、身体活动的多少直接相关。不同孕妈妈脂肪储备的差异可达5~8千克。

另外，即使妊娠期结束，身体内储存的脂肪依然会存在很长时间，对产后体形恢复的影响较大。妊娠期一结束，"必要性体重增长"就会消失，而孕期另储备的脂肪却很难自然消耗掉。这就要求孕妈妈必须建立科学有效的孕期体重管理意识。

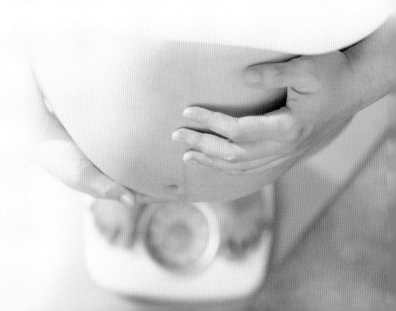

## 孕期肥胖伤己又伤胎

俗话说:"一人吃,两人补。"孕妈妈吃得太少,胎宝宝就会营养不足,发育不良。但孕妈妈体重增长过快,不仅会导致身材走样,肚子上出现妊娠纹,还会提高发生妊娠并发症的可能性。

**妊娠高血压综合征:** 出现高血压、水肿等问题,导致胎宝宝生长发育迟滞、胎盘早剥等严重后果。

**妊娠糖尿病:** 高血糖不仅严重危害孕妈妈的健康,还可能导致胎宝宝体重过度增加乃至新生儿血糖过低等。

**生产困难:** 胎宝宝超大,可能导致胎头与骨盆大小不对称,延长产程,甚至引发难产。即使剖宫产,手术麻醉的风险也相对较高。

**提高胎宝宝死亡率:** 研究表明,与体重正常的女性相比,孕早期肥胖的女性,胎死腹中或新生儿一年内夭折的风险高,胎宝宝畸形的风险也会增高。

## 体重增长过慢也不行

有些孕妈妈为了产后身材更好地恢复,孕期饮食十分节制,不仅吃得少,而且以蔬菜、水果为主,甚至不吃肉类。而胎宝宝赖以生长的养分,是孕妈妈从食物中摄取的,通过胎盘经由脐带输送而来。如果孕妈妈缺乏营养,体重增加不够,就有可能引发以下并发症。

**妊娠贫血:** 严重者会出现面色苍白、头晕、没有食欲、烦躁不安、手掌和指甲发白等症状。特别严重者则表现为低热、呼吸加快、心脏扩大、脾肿大等。

**胎宝宝宫内发育迟缓:** 胎宝宝体重小于相应月份正常体重,生长发育减缓甚至停滞。这样的胎宝宝出生后就是人们常说的低体重儿。

| 孕期体重增加的组成部分 | 增加体重 |
| --- | --- |
| 孕期子宫的肌肉层 | 约0.9千克 |
| 孕妈妈的胎盘 | 约0.6千克 |
| 孕妈妈的乳房 | 约0.4千克 |
| 孕妈妈总的血容量 | 约1.2千克 |
| 孕妈妈的体液 | 约2.6千克 |
| 孕妈妈另储备的脂肪 | 约2.5千克 |
| 出生时宝宝的体重 | 约3.3千克 |
| 整个孕期增加的总重量 | 约11.5千克 |

# 孕期该长胖多少

整个孕期，孕妈妈增重最好在11.5千克左右。孕早期，每月增重0.5千克左右。孕中期，每月增重不宜超过1.5千克，而且一周不要超过0.4千克。怀孕7~8个月时，体重增长速度开始逐渐放慢。

## 孕期体重增长合理范围

确定怀孕后，首先计算身体质量指数（BMI）。BMI =孕前体重（千克）÷〔身高（米）×身高（米）〕，根据得出的数值判断自己属于哪种体形，从而制订孕期体重增长曲线图，科学管理自己的孕期体重。

| 孕前体形 | BMI | 孕期增重总重量（千克） |
| --- | --- | --- |
| 偏瘦 | < 18.5 | 12.5~18.0 |
| 正常 | 18.5~24.9 | 11.5~16.0 |
| 超重 | 25.0~29.9 | 7.0~11.5 |
| 肥胖 | ≥ 30.0 | 5.0~9.0 |

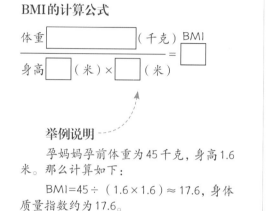

**BMI的计算公式**

$$\frac{\text{体重} \qquad （千克）}{\text{身高} \Box（米）\times \Box（米）} = \Box \text{ BMI}$$

**举例说明**

孕妈妈孕前体重为45千克，身高1.6米。那么计算如下：

BMI=45÷（1.6×1.6）≈17.6，身体质量指数约为17.6。

## 制订体重增长曲线图，吃对美味不发胖

根据美国国家科学研究院确定的孕期体重增加的合理范围换算出的孕前不同体形孕妈妈的增重目标，本书制订了孕妈妈使用的体重增加曲线图。

曲线图的横坐标是孕周。确定孕周的方法：把末次月经开始的第一天作为起点，每7天记为1周，一直记到当日，称为"满×周"。纵坐标是增长的体重，用孕妈妈相应孕周的体重减去孕前体重即可。

孕妈妈每两周称一次体重，每次的体重增长值都应该保持在上下限之间，否则即视为不合理。当体重增长过多，应相应减少主食、肉类的摄入量，同时合理运动；体重增长过少，应加强营养，特别是增加主食和高蛋白质副食的摄入量，并注意休息。

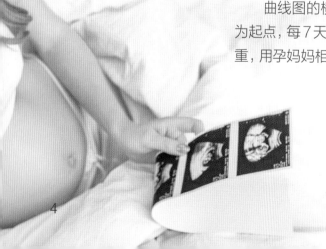

## 孕前体形正常的孕妈妈体重增加曲线图

增加体重（千克）

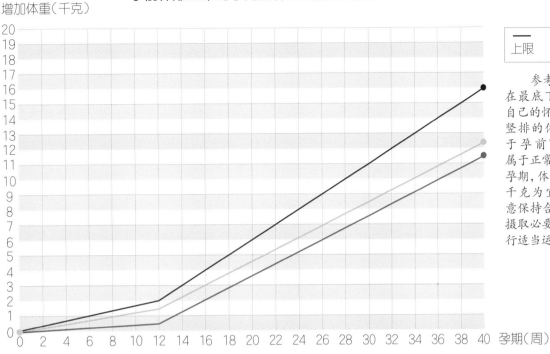

上限　推荐值　下限

参考图中绿色曲线，在最底下的横排中找出自己的怀孕周数，再对应竖排的体重增加数。由于孕前BMI在18.5~24.9属于正常体形，所以整个孕期，体重增加11.5~16.0千克为宜。孕妈妈要注意保持合理的饮食习惯，摄取必要的营养素，再进行适当运动，定期产检。

孕期（周）

## 孕前超重的孕妈妈体重增加曲线图

增加体重（千克）

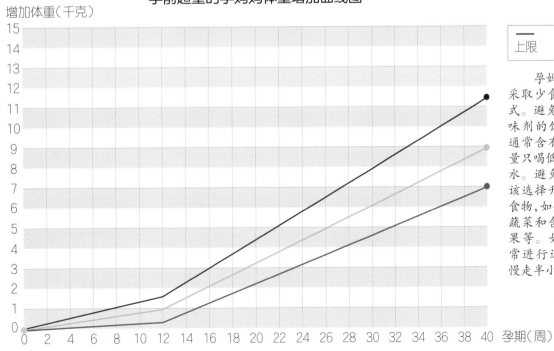

上限　推荐值　下限

孕妈妈饮食要规律，采取少食多餐的饮食方式。避免喝果汁和带甜味剂的饮料，这些饮料通常含有很多热量。尽量只喝低脂或脱脂牛奶、水。避免摄取单糖，应该选择升糖指数较低的食物，如全麦面包、燕麦、蔬菜和含糖量较低的水果等。如身体许可，经常进行运动，每天坚持慢走半小时。

孕期（周）

## 孕前肥胖的孕妈妈体重增加曲线图

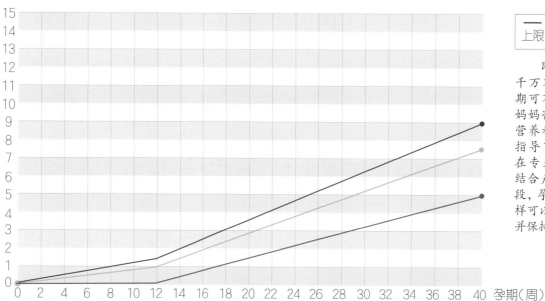

增加体重（千克）

孕期（周）

即使体重超标，也千万不要过度节食，孕期可不能挨饿。建议孕妈妈咨询妇产科医生或营养科医生，在医生的指导下合理控制饮食。在专业意见的干预下，结合产前检查等技术手段，孕前肥胖的女性照样可以孕育出健康宝宝，并保持身体健康。

## 孕前偏瘦的孕妈妈体重增加曲线图

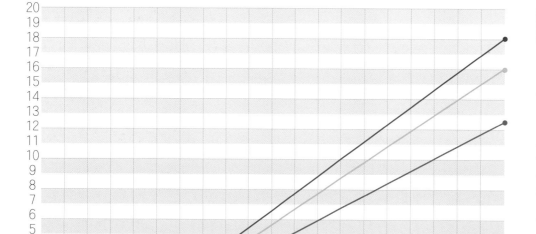

增加体重（千克）

孕期（周）

体形偏瘦的孕妈妈首先要在正餐中多补充优质蛋白，如牛奶、鸡蛋、鸡肉、牛肉、猪肉、羊肉、鱼类等；其次吃富含健康脂类和维生素的食物，如核桃、开心果等；正餐之间吃两三次零食，可选择酸奶、干果等，用含维生素C或$\beta$-胡萝卜素的果汁来代替部分白开水；避免大量摄取膳食纤维，少吃粗粮、豆类、全麦面包等食物。

## 结合宫高、腹围监测胎宝宝体重

相比腹围，宫高作为监测胎宝宝体重的参考意义更大。测量宫高后要看其数值是否与实际怀孕周数相符。宫高过大或过小，医生会建议孕妈妈再通过其他更精确的检查来寻找原因，比如做B超等。需要注意的是，有的孕妈妈孕前月经周期不规律，受孕时间较早或较晚，因此胎宝宝的实际孕周并不符合估算出的孕周，日后产检在比较胎宝宝各项数据时，一定要将这个"时间差"考虑进去。如果连续2周宫高没有出现变化，孕妈妈应及时去医院做进一步检查。

## 结合B超预测胎宝宝体重

孕28周以后，医生会运用超声波技术测量胎宝宝双顶径、股骨长等生物指标，来预估胎宝宝的体重、测评健康情况，以及决定分娩方式。运用B超预测体重受许多因素影响，如胎宝宝的体形、比重，医生的经验等。

合理的误差约为预估值的15%，假设预估的体重为2千克，那胎宝宝实际的体重为1.7~2.3千克。

## 孕期宫高、腹围的变化

| 妊娠周数 | 宫高（厘米） | | | 腹围（厘米） | | |
|---|---|---|---|---|---|---|
| | 下限 | 上限 | 标准 | 下限 | 上限 | 标准 |
| 满20周 | 15.3 | 21.4 | 18.0 | 76.0 | 89.0 | 82.0 |
| 满24周 | 22.0 | 25.1 | 24.0 | 80.0 | 91.0 | 85.0 |
| 满28周 | 22.4 | 29.0 | 26.0 | 82.0 | 94.0 | 87.0 |
| 满32周 | 25.3 | 32.0 | 29.0 | 84.0 | 95.0 | 89.0 |
| 满36周 | 29.8 | 34.5 | 32.0 | 86.0 | 98.0 | 92.0 |
| 满40周 | 30.0 | 34.0 | 33.0 | 89.0 | 100.0 | 94.0 |

# 孕期控制体重，饮食均衡是重点

控制体重不是指拒绝体重增长，而是指通过合理搭配营养餐，分别在孕早期、孕中期和孕晚期三个阶段，控制体重上升的速度和质量，把握自己的健康，为产后瘦身提前做铺垫。充足的营养不仅有益于孕妈妈，还能够让胎宝宝更加健康地发育。

## 营养计划从孕前3个月开始

为了更好地迎接宝宝的到来，孕妈妈孕前就要保证膳食平衡，摄入多种营养素，满足身体的正常消耗，并为孕期做好营养储备。要实现膳食平衡，就要结合受孕的生理特点来安排饮食，多吃富含优质蛋白、碘、锌、铜、铁、钙和叶酸的食物。过胖或过瘦的备孕夫妻可在备孕期通过运动和饮食来合理调整体重，尽可能达到理想的体重标准，之后再考虑怀孕。

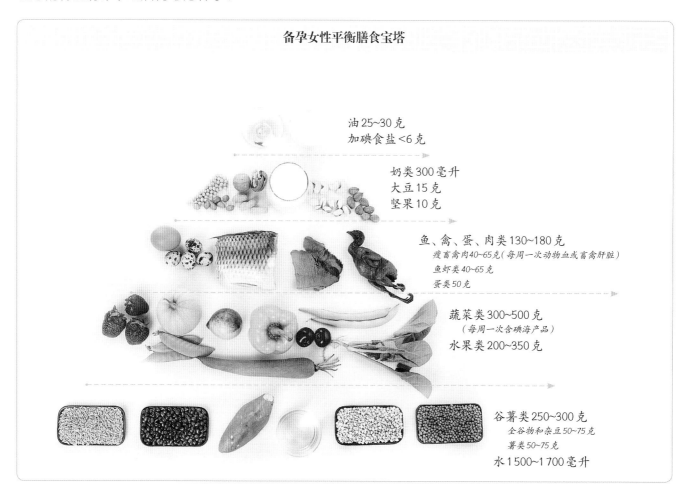

**备孕女性平衡膳食宝塔**

油 25~30 克
加碘食盐 <6 克

奶类 300 毫升
大豆 15 克
坚果 10 克

鱼、禽、蛋、肉类 130~180 克
瘦畜禽肉 40~65 克（每周一次动物血或畜禽肝脏）
鱼虾类 40~65 克
蛋类 50 克

蔬菜类 300~500 克
（每周一次含碘海产品）
水果类 200~350 克

谷薯类 250~300 克
全谷物和杂豆 50~75 克
薯类 50~75 克
水 1 500~1 700 毫升

## 孕早期膳食以清淡、易消化为主

孕早期,不少孕妈妈会出现恶心、呕吐、食欲缺乏等妊娠反应,吃什么都不香,这种状况下怎么保证营养的摄入?孕妈妈可适当补充奶类、蛋类、豆类、坚果类食物,膳食以清淡、易消化吸收为主,尽可能选择自己喜欢的食物,多吃富含叶酸的绿色食物,如菠菜、生菜、芦笋、小白菜、菜花等。

## 孕中晚期增加营养时也要注意体重

进入孕中晚期,胎宝宝生长迅速,需要更多的营养。同时,孕妈妈的子宫、胎盘、乳房等也逐渐增大,而早孕反应导致的营养摄入不足也要在孕中期进行补充,所以孕妈妈对钙、铁、维生素、蛋白质的需求较多,可适当多吃豆制品、海产品等,还要进食更多新鲜蔬菜和水果。

### 孕中期平衡膳食宝塔

油 25~30 克
加碘食盐 <6 克

奶类 300~500 毫升
大豆 20 克
坚果 10 克

鱼、禽、蛋、肉类 150~200 克
瘦畜禽肉 50~75 克
(每周一次动物血或畜禽肝脏)
鱼虾类 50~75 克
蛋类 50 克

蔬菜类 300~500 克
(每周至少一次海藻类蔬菜)
水果类 200~400 克

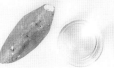

谷薯类 275~325 克
全谷物和杂豆 75~100 克
薯类 75~100 克
水 1 700~1 900 毫升

### 孕晚期平衡膳食宝塔

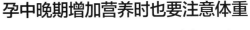

油 25~30 克
加碘食盐 <6 克

奶类 300~500 毫升
大豆 20 克
坚果 10 克

鱼、禽、蛋、肉类 200~250 克
瘦畜禽肉 75~100 克
(每周一次动物血或畜禽肝脏)
鱼虾类 75~100 克
蛋类 50 克

蔬菜类 300~500 克
(每周至少一次海藻类蔬菜)
水果类 200~400 克

谷薯类 300~350 克
全谷物和杂豆 75~100 克
薯类 75~100 克
水 1 700~1 900 毫升

# 孕期一日三餐如何搭配

日常食物根据营养特点，大致可分为十类，即谷薯类、蔬菜类、水果类、蛋类、鱼虾类、畜禽肉类、大豆、坚果、奶类和食用油，此外，还有水、盐等。孕期正确搭配食用这些食物，不仅能有效吸收营养，有利于母体健康和胎宝宝的成长，还能合理控制体重。

## 主食讲究粗细搭配，提高粗粮比例

所谓粗细搭配，一是指适当多吃粗粮，粗粮即除去精米、面粉这些细粮以外的谷类及杂豆，包括小米、高粱、玉米、荞麦、燕麦、红豆等；二是指适当吃一些加工精度低的米面。体重增长过快或有便秘困扰的孕妈妈，粗粮比例可占全天主食的50%或更多。即使妊娠反应严重，每日也应至少摄入碳水化合物130克，相当于主食200克。在怀孕3个月后，妊娠反应减轻，食欲增加，每天摄入的主食应增加50克左右，达到250~300克。到了孕晚期，可在孕中期的基础上，每日再增加25~50克的主食（视体重增长的情况调整）。

## 增加深绿色蔬菜的摄入量

多数蔬菜含水量在90%以上，富含膳食纤维、果胶等，且大部分热量较低。深色蔬菜的叶酸、维生素 $B_2$ 和维生素 C 含量都较浅色蔬菜高；而深绿色、红色、橘红色、紫红色蔬菜富含 $\beta$-胡萝卜素，是补充维生素 A 的良好来源。多吃红色蔬菜，可防止因缺乏运动、肠蠕动减缓而引起的便秘。大部分颜色深的蔬菜可煮熟食用，颜色浅而质地脆嫩的蔬菜焯烫一下就可以吃。烹调应清淡少油，温度不要过高。绿叶蔬菜应作为餐桌蔬菜的主力，红黄色或紫色蔬菜可作为补充，搭配食用菌菇可使菜品更丰富。

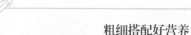

**粗细搭配好营养**

二米粥：30克糙米 + 30克糯米
二米饭：50克大米 + 50克小米
大米绿豆粥：20克绿豆 + 50克大米
黄豆玉米粥：20克黄豆粉 + 50克玉米面

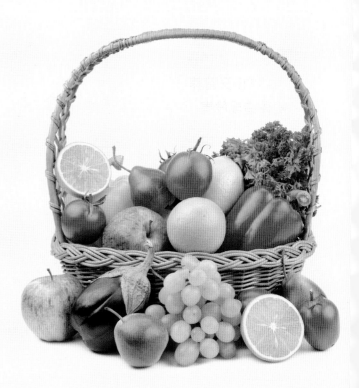

## 吃水果忌过量

很多孕妈妈认为，多吃水果可摄取足够的维生素，使孩子出生后皮肤白嫩，而且水果热量低，多吃不会引起肥胖。在这种观念的驱使下，一天吃4~5个大苹果、2~3千克葡萄的孕妈妈大有人在。实际上孕妈妈吃水果并非多多益善。大部分水果的水分含量约为90%，其次是大量的果糖、葡萄糖、蔗糖等，这些糖很容易被消化吸收，引起血糖升高，如果消耗不掉，极易转化成脂肪，引起体重迅速增加。对于有糖尿病高危因素的孕妈妈来说，如果一次大量进食甜水果，还可能诱发妊娠糖尿病。

孕妈妈理想的水果进食方式是每天至少吃两种不同的水果，总重量不超过500克。妊娠期糖代谢异常或患有妊娠糖尿病的孕妈妈则要减半，建议等血糖控制平稳后再吃。而像香蕉、杧果、荔枝、柿子之类含糖量较高的水果，进食时一定要减量。

通常孕期主张少食多餐的饮食原则，在两次正餐之间推荐一次加餐，而水果通常就是加餐，方便又营养。为避免农药残留和包装蜡对身体造成危害，孕妈妈可以将部分水果削皮后食用。

**"糖妈妈"吃水果有技巧**

1. 将水果作为加餐，在两餐之间吃。

2. 吃含糖量相对低的水果，如樱桃、梨、柠檬、橙子、枇杷、柚子、苹果等。

3. 每天水果的食用量以控制在200克以内为宜。

## 每天吃1个鸡蛋为宜

根据中国营养学会的建议，孕妈妈应每天吃1个鸡蛋（大约50克）或重量大致相当的其他蛋类，如鸭蛋、鹅蛋、鹌鹑蛋等均可。当膳食结构中鱼类、肉类或奶类摄入不足时，可以适当增加蛋类摄入（如每天吃多1~2个鸡蛋）来弥补。

一方面鸡蛋含有丰富的营养，1个中等大小的鸡蛋与200毫升牛奶的营养价值相当，不仅有益于胎宝宝的脑部发育，而且有利于提高产后妈妈母乳的质量。另一方面，鸡蛋的吃法也很多样，蛋类既可与蔬菜搭配，也可以单独烹调，操作非常简便。

## 这样吃肉不发胖

对健康的孕妈妈来说，孕早期每天鱼、禽、蛋、肉类的摄取量在130~180克为佳，孕中期和孕晚期蛋白质的摄入量要增加，建议孕中期每天摄取150~200克鱼、禽、蛋、肉类，孕晚期再增加50克。每个星期最好能食用200~300克的鱼肉。吃肉还要注意一些原则：注意荤素搭配，最好和豆类食物搭配着吃；少吃烤的、炸的、腌制的、熏制的肉类；冻肉要注意"快速冻结，缓慢解冻"的原则，减少营养素的流失。

## 每周至少吃一次鱼虾

鱼肉营养丰富，含有多种微量元素，所含的不饱和脂肪酸可以预防血栓的形成，还能扩张血管，方便孕妈妈给胎宝宝运输充足的营养物质，促进胎宝宝的发育。不仅如此，吃鱼还能有效预防妊娠高血压综合征。孕妈妈要多吃深海鱼类，为了最大限度地保留鱼肉的营养，建议用蒸或者炖的方式烹调。

虾含有丰富的蛋白质，且肉质有弹性，其所含的镁对心脏活动具有重要的调节作用。虾还含有很多的钙，虾黄里的卵磷脂能促进胎宝宝的大脑发育。但过敏体质的孕妈妈不宜吃虾。

## 每日食盐不超过6克

盐分摄入过多，不仅会增加孕妈妈的肾脏负担，还会导致妊娠水肿，甚至增加患妊娠高血压综合征的风险。相反，如果长期低盐饮食或者不能从食物中摄取足够的钠，孕妈妈就会出现食欲缺乏、疲乏无力、精神萎靡等症状，严重时会血压下降，甚至引起昏迷。孕妈妈每日的盐摄入量以少于6克为宜。

## 酿造酱油是首选

孕早期，很多孕妈妈都没胃口，这时可以适当吃些酱油来增强食欲。但是酱油属于加工食品，其中含有防腐剂和色素，要注意适量摄入。值得注意的是，酱油中含有大量的盐，在计算盐的摄入量时要把酱油所含盐分计算在内。建议孕妈妈首选酿造酱油，酿造酱油是以大豆、小麦等为原料生产的，营养价值比配制酱油高。根据用途不同，酿造酱油可分为生抽和老抽，生抽用来调味，老抽用来上色。

## 肉类或鱼虾摄取不足，增加豆制品的摄入

　　豆制品营养价值很高，是优质蛋白、大豆卵磷脂、钙、锌、B族维生素、维生素E、膳食纤维等营养素的重要来源。中国营养学会孕妇膳食宝塔建议，孕早期平均每天应食用15克大豆（相当量的大豆制品和坚果），孕中晚期平均每天食用20克大豆（相当量的大豆制品和坚果）。肉类或鱼虾摄取不足的孕妈妈，应该增加豆制品的摄入量。

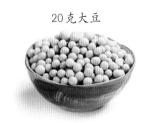

20克大豆

= 豆腐100克或
豆腐干40克或
腐竹15克或
豆腐脑300克或
豆浆400毫升……

## 有益胎宝宝大脑发育的坚果

　　很多孕妈妈都知道吃坚果对胎宝宝的大脑发育很有益处，常见的坚果有核桃、瓜子、榛子、花生、板栗、腰果等。核桃每天吃2~3颗；瓜子，包括南瓜子、葵花籽、西瓜子，饭前或饭后吃一点，有利于消化和吸收；松子，每天吃10粒左右，可保护牙齿；榛子，号称"坚果之王"，可直接食用或炒熟、煮粥后食用；花生最好炖煮后再食用，以免上火；板栗，患有糖尿病的孕妈妈每天吃5个（约50克）为佳；腰果，每天吃25~30克就可以了，不过过敏体质的孕妈妈千万要慎食。这些坚果可以在一周中轮流食用，千万别一天中每样都吃这么多，因为坚果热量很高，吃多了易发胖。

## 孕前体重超标的孕妈妈要"减油"

　　孕期需要减少食用油的摄入量，孕妈妈整个孕期每天摄入食用油25~30克即可，以避免摄取的能量和脂肪过多。尤其是孕前肥胖或孕期体重增长过快的孕妈妈，"减油"非常重要。控制食用油的摄取量，要避免油炸、过油等烹调方式，即使炒菜或炖菜，也要少用油。另外，不要吃含大量食用油的加工食品，如油条、麻花、方便面等。孕妈妈的食谱用油应该是各类植物油交替使用。

### 体重增长过快，宜选低脂奶

　　奶类含钙较多，可提供胎宝宝生长发育所需的大量钙。中国营养学会孕妇膳食宝塔建议，孕早期每天喝奶300毫升，孕中期和孕晚期每天喝奶300~500毫升。当孕中期和孕晚期每日饮奶量达到500毫升或体重增长过快时，宜全部或部分选择低脂牛奶或低脂奶粉，以免摄入过多脂肪。

　　乳糖不耐受的孕妈妈建议选用酸奶、奶酪或低乳糖牛奶。值得注意的是，喝孕妇奶粉就不需要再喝牛奶了。

# 胖妈妈也可能营养不良

有时候，那些体重增长正常或过多的孕妈妈也会出现营养缺乏的问题。身材很胖的孕妈妈患有缺铁性贫血的情况并不少见。孕期营养不良会导致孕妈妈骨密度降低、身体素质下降、免疫力受损等，甚至可能导致胎宝宝畸形。

## 平衡膳食是关键

所谓平衡膳食，就是各种各样的食物兼顾，如谷类、蔬菜、水果、豆类、肉类、奶类、蛋类等，而且各种食物的数量要合理搭配，加工烹调的方法也要恰当。比如，身材较胖的孕妈妈尽量少摄入脂肪类和碳水化合物，烹调时尽量少油。

## 养成良好的进食习惯

偏胖的孕妈妈尤其要注意饮食有规律，按时进餐。可选择热量比较低的水果做零食，不要选择饼干、糖果、瓜子、薯片等热量比较高的食物。可多吃一些蔬菜水果，但要注意选择含糖分少的水果，这样既能缓解饥饿感，又可补充多种维生素。

## 控制进食量

主要是控制摄入糖和脂肪含量高的食物。可多选择脂肪含量相对较低的鸡（去皮）、鱼、虾、蛋、奶（低脂），少选择脂肪含量高的猪五花、蹄膀，并可适当增加豆类食物的摄入，这样既可以保证蛋白质的供给，又能控制脂肪摄入量。坚果、植物种子类的食物含有一定量的脂肪，也应控制进食量。

## 孕中期开始就坚持适量运动

体形偏胖的孕妈妈控制体重的主要方法还是合理膳食加适量运动。而孕期适量的体育运动，如散步和游泳，将有益于整个妊娠过程。孕中期开始坚持运动还能增强体质、调节心理状态、改善睡眠质量，为分娩过程和产后恢复做好准备。

## ♥ 运动时应注意

- **1**· 运动前要做好热身运动, 运动服、运动鞋、运动内衣一定要选用宽松、透气、吸汗能力强的。
- **2**· 运动不能过于激烈, 运动时心跳次数不宜超过每分钟140次。
- **3**· 运动15分钟就要暂停休息, 如果肚子发硬或者疼痛, 一定要停下来, 观察有没有大碍。
- **4**· 运动前、运动中和运动后都要适当补充水分, 建议喝白开水, 不要喝果汁、可乐等饮料。
- **5**· 不能在中午做运动, 特别是不要顶着太阳做运动, 温度过高可能会对胎宝宝造成不可挽回的伤害。

## 胖妈妈骨盆大小正常, 照样可以顺产

骨盆大小对孕妈妈分娩起着关键作用。骨盆在结构上有两个直径, 前后径短、左右径宽的利于胎宝宝通过, 可以自然分娩; 如果天生骨盆窄小, 前后径长、左右径窄, 胎宝宝就不易娩出, 可选择剖宫产。如果孕妈妈骨盆异常, 可能会发生胎位异常、相对或绝对头盆不称, 导致难产。虽然身形肥胖对骨盆大小没有影响, 却会增加难产的概率, 而巨大儿也会增加难产的概率。所以, 还是建议胖妈妈控制好体重, 不仅是为顺产, 也是为自己和胎宝宝的健康。

### 胖妈妈饮食原则

1. 用玉米、糙米、燕麦等粗粮代替精米、精面。
2. 拒绝糖果、饼干、蛋糕、含糖饮料等非必要的糖类食物。
3. 以植物油代替动物油, 瘦肉代替肥肉。
4. 多吃富含铁元素的食物, 提供足够的原料以制造红细胞。

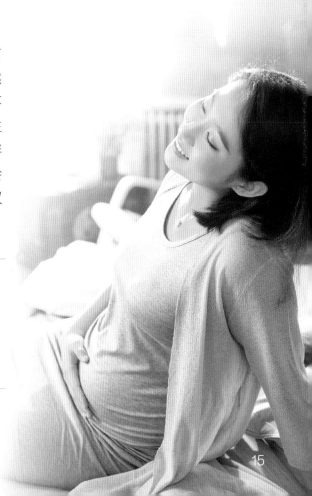

# 营养过剩怎么办

孕妈妈如果饮食搭配不合理，过多摄入精致主食、甜品、饮料、油炸食品等，不但容易变胖，还会诱发妊娠糖尿病，进而对母婴都产生不良影响。如孕妈妈羊水过多、抵抗力下降，则容易早产，胎宝宝易变成巨大儿、发生宫内缺氧、出生后低血糖等。所以，不是吃得越多越好，而是均衡营养、合理搭配。

## 营养过剩的自我判断方法

体重是判断营养是否过剩的常用指标。孕妈妈每月至少称体重1次。在正常情况下，妊娠前3个月内体重可增加1~1.5千克；3个月后，每周增加0.35~0.4千克；至足月妊娠时，体重比孕前增加10~12.5千克。如果体重增加过快、肥胖过度，应及时调整饮食结构，去医院营养门诊咨询，接受孕妇营养指导。

## 在孕中期和孕晚期要控制体重

**孕中期**

这段时间是孕妈妈体重迅速增长、胎宝宝快速发育的阶段，一些孕妈妈体重增长会超标，因此这段时间是妊娠高血压、糖尿病的高发期。这一时期，孕妈妈要经常监测体重，发现体重增长过快就要调整饮食。建议主食选择米、面和杂粮搭配，副食则要全面多样、荤素搭配。

**孕晚期**

这段时间胎宝宝生长速度很快，很多孕妈妈体重会急剧增加。这个阶段除正常饮食外，可以适当减少米、面等主食的摄入量，少吃含糖量高的水果，以免自身体重增长过快以及胎宝宝长得过大。

### 不发胖进食小技巧

1. 正餐一定要吃，并改变进餐顺序：先喝汤（最好是蔬菜汤），再吃蔬菜，最后才吃主食和肉类。

2. 肉类应去皮且不吃肥肉，只吃瘦肉部分。

3. 带汤汁的菜肴，将汤汁稍加沥干后再吃。浓汤类只吃汤中食材而不喝汤。

4. 以水果取代餐后甜点，以开水或不加糖的饮料代替含糖饮料及果汁。

5. 吃完东西立刻刷牙，刷过牙就不再进食。睡前3小时不再进食，水除外。

6. 尽量用水煮、蒸、炖、凉拌、烫、烩等烹调方式，尽量少加油，可适量加酱油。

## 吃太饱，小心伤胃

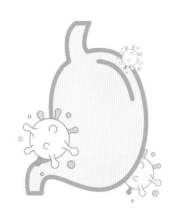

吃得过饱的孕妈妈都有撑得难受、胃部隐隐作痛的经历。吃得过饱所带来的直接危害就是加重胃肠道负担，造成消化不良。此外，人体的胃黏膜每2~3天就会修复，如果上顿还未消化，下顿又填满胃部，胃始终处于饱胀状态，胃黏膜就不易得到修复的机会。胃大量分泌胃液，会破坏胃黏膜，产生胃部炎症并出现消化不良症状。

## 过度饱食还会让孕妈妈反应迟钝

如果吃得过饱，还会引起孕妈妈大脑反应迟钝。人吃饱后，血液都跑到消化系统"工作"了，容易让人长期处于疲劳状态，昏昏欲睡，提不起精神。孕妈妈精神不佳，胎宝宝也会跟着没活力。

## 运动是控制体重快速增长的有效途径

孕期适宜的运动方式有散步、游泳，还有做孕妇体操或孕妇瑜伽等。根据个人身体条件，孕妈妈需合理规划运动方案，并一直坚持。

散步：每天饭后进行，散步的时间和距离以自己的感觉来调整。散步时要慢慢地走，以免对身体震动太大或造成疲劳，在孕早期和晚期要格外注意。准备一双舒服的平底鞋，和准爸爸一起散步，心情尽可能愉快、放松。

游泳：特别适合爱游泳的孕妈妈，不易扭伤肌肉和关节，可以很好地锻炼全身大部分肌肉，增强孕妈妈的耐力。但要选择干净、卫生的游泳馆，最好在温水中进行，水太冷容易使肌肉发生痉挛。孕妈妈游泳时要有人陪，以防出现脚抽筋等意外。如下生殖道感染或胎膜破裂，应停止此项运动。

孕妇体操或孕妇瑜伽：专门为孕妈妈设计，以有氧、力量、伸展、呼吸法及放松为主要内容，让孕妈妈通过适当的锻炼，增加肌肉力量，伸展关节韧带，减轻怀孕引起的各种不适，从而提高整个孕期的健康水平，更有利于分娩和产后的恢复。

# 身材偏瘦不一定会影响到胎宝宝

瘦并不代表缺乏营养素，体形瘦但肌肉比例合理的孕妈妈比"赘肉满满"的孕妈妈更能孕育健康宝宝。重要的是，要保证健康均衡的饮食，确保胎宝宝能获得足够的营养。

## 瘦妈妈更要注意营养补充

瘦妈妈要比正常体形的孕妈妈更加重视营养补充。首先要吃高热量、富含蛋白质的食物，多吃鱼、虾、瘦肉、奶制品、豆制品等，另外还要补充钙、铁、锌和维生素。孕妈妈太过消瘦，体内的营养素十分缺乏，在分娩时就容易因为体力不支而延长产程。有些营养素对分娩起着至关重要的作用，比如钙可以让骨盆更强健、减缓疼痛，锌能够加快分娩进程。如有需要，孕妈妈可遵医嘱服用营养补充剂。

## 尤其注意补铁

孕期本就容易贫血，偏瘦的孕妈妈就更需要及时补铁了。日常可以多吃牛肉、猪肝、鸭血、葡萄干、蓝莓、香菇、木耳等含铁丰富的食物。而动物内脏的铁含量往往高于动物的肉，如猪肝、牛肝、羊肝、鸡肝等，它们不仅铁含量高，而且还含有多种维生素。

# 素食孕妈妈着重调整饮食结构

对素食孕妈妈而言，如果可以接受和适应，怀孕后可以吃些荤菜；如果不喜欢，完全没有必要强求，但还是要广泛地选择各类食物，要吃够并且搭配得当。例如豆类、豆制品与五谷类搭配，坚果类与豆类、豆制品搭配，豆类、绿叶蔬菜与五谷杂粮搭配。

## 调整饮食结构，补充维生素$B_{12}$

在整个孕期，如果能调整好饮食结构，素食孕妈妈一般只需要额外补充维生素$B_{12}$。维生素$B_{12}$主要存在于动物性食物中，长时间吃素的孕妈妈极易缺乏。严重缺乏维生素$B_{12}$会引起精神不振、抑郁、记忆力下降、手足麻木及认知功能障碍等问题。建议素食孕妈妈吃些富含维生素$B_{12}$的奶制品以及蛋类。

## 多食用蛋奶制品

一般来说，动物性蛋白质是比较理想的蛋白质来源，而全素食孕妈妈的蛋白质来源则以植物性蛋白质为主。为了满足孕期所需，并非完全吃素的孕妈妈应多摄取蛋类、奶制品。此外，对全素食孕妈妈而言，坚果类食物也是补充蛋白质与油脂的来源之一，建议每天吃一小把坚果。

## 多吃深色蔬菜和水果

多吃深绿色、紫色、红色等颜色的蔬菜，能帮助补充维生素A原、维生素C和铁，并促进钙的吸收。但草酸含量高的蔬菜，如菠菜，孕妈妈不要吃太多，否则体内的钙质与草酸结合后将无法被人体吸收利用。每天要吃水果，尤其是富含维生素C的水果，如猕猴桃、冬枣、草莓等，以促进铁的吸收。

## 适当吃一些含油脂的食物

食物当中的磷脂需要在脂质的环境下才能被吸收，好多素食不含磷脂，这样的话就很难保证胎宝宝中枢神经系统的发育。建议孕妈妈适量吃一些含油脂的食物，比如坚果、大豆等。

# 偏食孕妈妈如何补充营养

有些孕妈妈孕前就有偏食、挑食的毛病，而有些孕妈妈则是在怀孕后口味发生了变化，偏好某类食物。实际上，胎宝宝会通过羊水来品尝食物的味道，他会认为"妈妈给我吃的东西都是安全的"，所以，如果孕妈妈偏食，胎宝宝也会被动地讨厌某些食物，可能出生后也偏食、挑食。

## 不爱吃蔬菜

不爱吃蔬菜可能会导致各种维生素、膳食纤维及微量元素缺乏。孕妈妈可在两餐之间吃富含维生素C的水果，如橙子、草莓、猕猴桃等；早餐建议增加1份燕麦，可以将其加在牛奶里，或吃些全谷物及坚果，来补充膳食纤维及微量元素。孕妈妈孕期每日需补充600微克叶酸和20~30毫克铁。

## 不爱喝牛奶

孕妈妈不爱喝牛奶可能会缺钙，可选择酸奶和奶酪替代。它们由鲜牛奶加工而成，去除了鲜牛奶的腥味，同时更利于吸收。酸奶中还含有乳酸菌，可预防便秘。乳糖不耐受的孕妈妈可以选用羊奶或低乳糖牛奶，如舒化奶。如果出现缺钙的症状，可在医生的指导下服用钙补充剂。孕期每日需要补钙800~1000毫克。

## 不爱吃鱼

不爱吃鱼可能会导致缺乏蛋白质、脂肪、矿物质、维生素D、维生素A。这类孕妈妈可补充鱼油，要选择DHA含量大于80%的专为孕妇配置的鱼油，也可以吃海藻油。还可以用坚果作为加餐。坚果中脂类含量丰富，可以作为优质脂肪的营养补充剂。做菜时选用多种植物油，如大豆油、菜籽油、橄榄油等。孕期每日用油不宜超过30克。

## 不爱吃肉

孕妈妈不爱吃肉可能会缺乏蛋白质和B族维生素。这时可以多食用奶类和奶制品，每天喝250毫升牛奶、125毫升酸奶或吃2~3块奶酪；也可以常吃大豆和豆腐、豆腐干、豆浆等豆制品；另外，建议选择全谷物、鸡蛋和坚果；可在早餐中适当增加全麦面包和燕麦，每天再吃几粒坚果和1~2个鸡蛋。

## 不爱吃鸡蛋

不爱吃鸡蛋可能会导致蛋白质、维生素和矿物质缺乏。可适当增加奶类及鱼、虾、肉类的食用量，以补充蛋白质，也要增加豆制品的食用量，以补充卵磷脂。

### 爱吃甜食

过量吃甜食会造成肥胖，增加孕妈妈患妊娠糖尿病、妊娠高血压综合征的风险。可以用木糖醇代替甜食，但是同样要自觉地减少精制糖的摄入。

### 爱吃酸食

食用过多酸味食品会造成胃酸分泌过多，引发胃溃疡等疾病。应尽量用成熟的酸甜口味的水果代替腌制的酸味食品，一般成熟的水果口味清甜，味道不会那么酸涩。

### 爱吃咸

过多摄入咸味食物容易引发水肿和妊娠高血压，不利于分娩和胎宝宝健康。如果孕妈妈口味偏重，可以在膳食中减少盐的用量，同时用醋、柠檬汁、柚子汁、苹果醋、香菜等调味品调味，适当增重菜肴的口味。

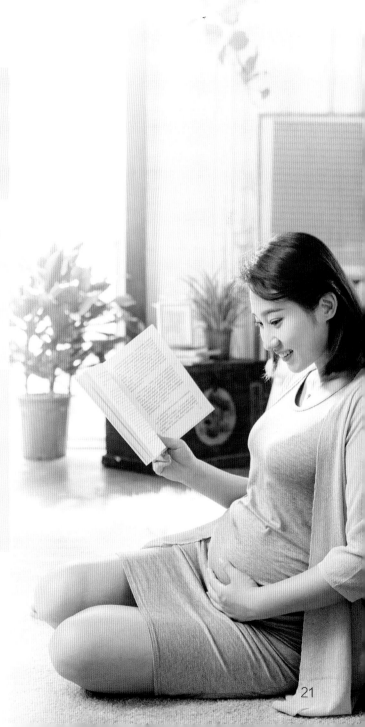

# 职场孕妈妈如何均衡饮食

职场孕妈妈中午怎么吃？除了那些离家近、中午可以回家吃的孕妈妈，其他孕妈妈多是吃食堂、出去吃、叫外卖、自己带便当等，很难做到每一餐都丰盛又营养平衡，但可以运用一些小技巧，尽可能地补充营养。

## 早餐一定要吃

有条件的话就在家吃，自带早餐的话，方便携带的袋装牛奶、全麦面包、小饼干、坚果、新鲜水果等，都是不错的选择。

## 留出吃水果的时间

孕妈妈在午饭前或者饭后半小时吃水果，可以适时补充维生素。

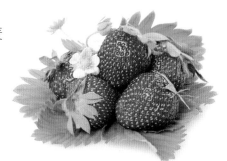

## 食堂少油腻

食堂毕竟是供大多数员工用餐的，孕妈妈在点餐时，需注意挑选适合自己吃的菜。

**慎吃油炸食物**：油炸食物不仅含有害物质，还会让孕妈妈摄入过多的脂肪。

**拒绝味重食物**：辛辣、口味重的食物应明智地拒绝。

**点菜不要重复**：每天不要只点自己爱吃的菜，应该从营养全面的角度出发来选择食物。

**了解汤水原料**：点汤品之前先问清楚汤水的用料。

## 外出就餐自带餐具

如果孕妈妈中午固定出去吃，记得自带餐具，卫生又环保。

**在餐馆里点餐**：可以告诉厨师不放味精、辛辣的调料，更换菜品的烹饪方式。

**谨慎选择饮品**：不要饮用含咖啡因或酒精的饮料。

## 自己带饭宜早上现做

**食物挑选原则**：携带方便、含孕期所需营养。通常一道主菜、两道副菜，营养就已足够。

**制作时间**：当天早上现做为佳。烫、煮、凉拌的方式可以避免菜加热后变色、变味，而且不油腻，不会引起孕妈妈呕吐。

**打包方式**：建议将菜、饭分开装。酱汁和油多的食物单独装，以免饭盒里的蔬菜吸收多余的酱汁和油脂。

# 根据季节调整饮食

中医向来有"不时不食"的说法，即每个季节要根据节令特点来选择食物。同时，一年四季饮食的侧重点也是不一样的，对孕妈妈们来说更是如此。

## 春季多吃甜食

中医认为，春季阳气初生，宜食辛甘发散类食物，而不宜食酸味食物。因此，春季要少吃一些酸性食物。由于甘味入脾，可以多吃红枣、山药等味甘健脾的食物，补充气血。同时多吃新鲜蔬菜和高蛋白、低脂肪、高维生素、高矿物质的食物，多喝水。

## 夏季慎食生冷，多吃苦

夏季天气炎热，易出汗，易损耗气阴，往往会感到口干舌燥，可以适当吃些苦味食物，以清泄暑热，除燥祛湿，从而健脾利胃。还可以吃点酸味食物，如番茄、柠檬、草莓、葡萄、菠萝、芒果、猕猴桃等。夏季不宜多吃寒凉和肥腻食物，以防损伤脾胃。

## 秋季少吃辛，多吃酸

秋季干燥，重在润肺，适合平补。由于酸味食物收敛补肺，辛味食物发散泻肺，而秋天宜收不宜散，所以要尽可能少食葱、姜等辛味食物，适当多吃些酸味蔬菜和水果。为防秋燥伤津液，应多吃滋阴润肺的食物，如梨、百合、银耳等，并多喝水来缓解秋燥。

## 冬季多吃热食，补温助阳

冬季人体阳气偏虚，脾胃运化功能较强，宜食用热量较高的食物；多食富含维生素的食物，可多摄取新鲜的蔬菜和水果；宜多吃苦味食物，以补肾养心；不宜食用生冷、黏硬的食物，以防伤害脾胃的阳气；减少盐的摄入量，以减轻肾脏的负担。

# 孕妈妈禁忌食物名单

饮食得当是保证孕期健康的一个重要措施。中医认为，那些通利、活血、润下、辛热的食物，孕妈妈都应该慎食、少食或不食。同时，熏烤、腌制食品，富含酒精和咖啡因的饮料等，都不适宜孕妈妈食用。

| 食物 | 对孕妈妈的影响 |
| --- | --- |
| 桂圆、荔枝 | 孕妈妈大多阴血内热、大便燥结、口苦口干、心悸燥热。桂圆、荔枝性温味甘，易上火，动胎动血，孕妈妈应少食。 |
| 山楂 | 孕期大量、过量食用山楂食品，可能会刺激子宫收缩。 |
| 薏仁 | 薏仁是一味药食兼用的植物种仁，其性质滑利，对子宫肌有兴奋作用，可促使子宫收缩。 |
| 马齿苋 | 又名瓜仁菜，既是药物又可作为菜食用，性寒凉而滑利，对子宫有明显的兴奋作用，使子宫收缩次数增多、强度增大。 |
| 益母草 | 对子宫有兴奋作用，使子宫收缩，因此孕期忌用。 |
| 人参 | 中医认为，孕妈妈多数阴血偏虚，食用人参会引起气盛阴耗，加重早孕反应、水肿和高血压等症状。 |
| 干竹笋 | 在晒制过程中可产生少量亚硝酸盐或含有亚硝盐等防腐剂，易造成胎宝宝缺氧，不宜多食。 |
| 久存的土豆 | 含有生物碱，存放越久的土豆生物碱含量越高。孕妈妈过多食用这种土豆，可能会影响胎宝宝正常发育。 |
| 螃蟹 | 性寒凉，有活血祛瘀的功效，尤其是蟹爪，螃蟹身上最寒凉的部位，孕妈妈要慎食或少食。 |
| 甲鱼 | 性味寒咸，有着较强的通血络、散瘀块的作用，不利于保胎。 |
| 油条 | 明矾是制作油条的添加物之一，对胎宝宝大脑发育不利。 |

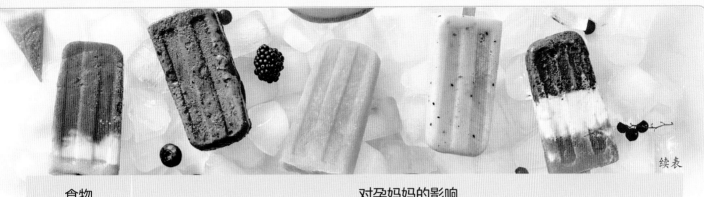

续表

| 食物 | 对孕妈妈的影响 |
| --- | --- |
| 冷饮 | 孕妈妈胃肠功能减弱，吃太多冷饮会刺激肠胃，出现腹痛、腹泻等症状。过量吃冷食后，胎宝宝有躁动不安的反应。 |
| 甜食 | 甜食富含糖，糖在人体代谢过程中会消耗大量的钙，若嗜食甜食，孕妈妈可能会缺钙，从而影响胎宝宝牙齿、骨骼的发育。 |
| 生食 | 生菜类、生鱼片因未经煮熟杀菌，可能会含有寄生虫，食用容易引起腹泻等疾病。 |
| 罐头食品 | 罐头食品在制作过程中都加入了一定量的添加剂，如人工合成色素、香精、防腐剂等，食入过多会对孕妈妈健康不利。而且罐头食品营养价值并不高，其中的营养成分都已受到一定程度的破坏。 |
| 熏烤食物 | 在熏烤过程中，燃料会发散出苯并芘，污染被熏烤的食物。熏烤的食物中还含有亚硝胺化合物，这是一种强致癌物。 |
| 腌制食物 | 含有亚硝酸盐，长期食用可能导致胎宝宝畸形。 |
| 味精 | 味精的主要成分是谷氨酸钠，代谢的时候会带走人体血液中的锌。味精食入过多会导致体内缺锌，从而影响胎宝宝生长发育。 |
| 辛辣热性佐料 | 包括辣椒、花椒、胡椒、小茴香、大料、桂皮、五香粉等，容易消耗肠道水分而造成胃痛、痔疮、便秘。 |
| 酒精饮料 | 即使是微量的酒精，也可能通过胎盘进入胎宝宝体内，对胎宝宝大脑和心脏造成危害。 |
| 浓茶 | 孕妈妈饮浓茶，不仅易患缺铁性贫血，影响胎宝宝的营养物质供应，浓茶中含的咖啡因还会增加孕妈妈的心脏和肾脏负担，有损母体和胎宝宝的健康。 |
| 咖啡和可乐型饮料 | 咖啡因不但会导致孕妈妈中枢神经系统兴奋、躁动不安、呼吸加快、心动过速，还可能导致胎宝宝身体发育不良。 |

# 孕期用药安全第一

怀孕期间，孕妈妈用药首先要考虑胎宝宝的安全。既不能因为害怕伤害到胎宝宝而拒绝用药导致延误病情，也不能根据孕前和他人的经验而随意服用药物。无论是口服药还是外用药，使用之前必须经由有资质的妇产科医师的同意和指导。

## 孕期用药原则

**不能随意用药**：药物既不能滥用，也不能有病不用，因为疾病同样会影响胎宝宝的健康，一定要在医生的指导下使用已证明对胎宝宝无害的药物。尤其是在妊娠的前3个月，能不用的药物或暂时可停用的药物，应考虑不用或暂停使用。

**结合孕周用药**：用药必须注意孕周，严格掌握剂量、持续时间。坚持合理用药，病情控制后及时停药。

**尽量选择副作用小的药**：当两种以上的药物有相同或相似的疗效时，应考虑选用危害较小的药物。

**尽量避免联合用药**：能单独用药就避免联合用药，能用安全性比较肯定的药物就不用比较新的药。

**不可听信"偏方""秘方"**：不要受广告误导乱用药，以免发生意外。

**留意包装上的注意事项**：服用药物时，注意观察包装上是否标明"孕妇慎用、忌用、禁用"等字样。

## 胎宝宝发育与药物影响之间的关系

**受精前到妊娠第3周**：对胎宝宝基本没有影响。受精前用药几乎没有影响，受精后的2周内，如果受精卵受到药物影响，会在着床前自然淘汰、流产，属安全期。

**妊娠3周到7周末**：对药物最为敏感的时期。胎宝宝的中枢神经形成，心脏、眼睛、四肢等重要器官也开始形成，极易受药物等外界因素影响而畸形，属"致畸高度敏感期"。细胞分裂加速，因此受到药物的影响也最大。

**妊娠8周到11周末**：仍需严格注意用药。此段时间同样是胎宝宝器官形成的重要时期。但主要是手指、脚趾等身体小部位的形成期，因此受药物影响不会像前3周那么大，但是用药时还是要慎重对待的。

## 需要警惕的西药

| 孕期 | 禁用或慎用药 |
|------|------------|
| 孕早期 | 氨甲蝶呤、氮芥、敏克静、苯妥英钠、丙脒腙以及抗凝血药等慎用,考来烯胺、呋塞米、利血平、保泰松、普萘洛尔等一定要禁用。 |
| 整个妊娠期 | 口服降糖药,如甲苯磺丁脲、氯磺丙脲;抗感染药,如链霉素、四环素;影响内分泌的药物,如丙酸睾酮、己烯雌酚、丙硫氧嘧啶以及肾上腺皮质激素类药物。 |
| 妊娠后期至接近分娩时 | 麦角新碱类峻泻药、奎宁、奎尼丁、巴比妥类及其他镇静催眠药,氯霉素、磺胺类、吗啡、利血平类药物。 |

**中药也不能随意用**

有些孕妈妈患病时,对西药怀有恐惧心理,却随意选用中药,认为中药安全可靠。但是有些中药的生物碱具有一定毒性,几乎与西药一样在孕早期易引起胎宝宝畸形、早产等问题。

应禁用的中药

活血化瘀药:川芎、益母草等。

峻下理气药:大黄、皂角、元胡等。

芳香走窜药:麝香、冰片等。

需慎用的中药

辛热药:如肉桂、厚朴、干姜等。

补益药:如五味子等。

孕期禁用的中成药

如六神丸、牛黄解毒片、活络丹等。

**妊娠12周到15周末:** 对胎宝宝基本没有影响。由药物引起胎宝宝异常的可能性已经很小,但依然存在。而且这个时候胎宝宝的外生殖器还未形成,因此对激素类药物的使用要特别注意。

**妊娠16周到分娩:** 这个时期,因药物而使胎宝宝产生畸形的可能性已几乎不存在,但有可能会影响到胎宝宝器官功能的发育。

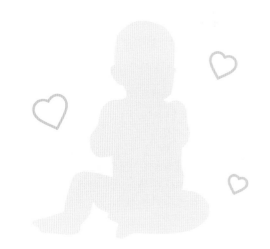

# 孕期保健品该不该吃

怀了宝宝之后，"一人吃，两人补"的传统观念多少会影响孕妈妈，尤其是怀孕之后还坚持工作的孕妈妈，老琢磨着是不是要吃些保健品。

## 根据孕检结果适当补充

该不该服用补充各种维生素和矿物质的保健品或营养补充剂，要在做完维生素（如血清叶酸、维生素B$_{12}$、维生素A、维生素D等）检查、矿物质（如血清铁蛋白、血红蛋白、骨密度）检查后才能确定。一般产检之后，医生就会告诉孕妈妈身体的实际情况，给出合理的指导。如果孕妈妈的膳食结构很好，生活规律，能够坚持锻炼身体，有良好的生活方式，就无须补充保健品。

## 服用原则

如果营养不足，应采取"缺什么补什么"的原则，尽量从食物中获取所需要的营养。

当食物不能满足身体需求时，在选择和服用补品以前，必须充分了解补品的适用范围、不良反应、有效成分和剂量，避免误服或过量服食。一些孕妈妈在每天喝2瓶牛奶的同时还大量补充钙剂，结果补钙过多，不仅引起胃肠道不适，还对胎宝宝产生不利影响。

中医认为，孕期人体处于阴血偏虚、阳气偏盛状态，进补时应遵循"宜凉忌热"的原则。比如人参大补元气，会加重阴虚火旺等症状，出现恶心、呕吐、水肿、兴奋、烦躁等不良反应，甚至导致流产。桂圆、鹿茸、鹿角胶等热性滋补品同理。即便是水果，也应吃性味平、凉之物，如番茄、梨、桃子等。

### 孕期过度补充营养素的危害

孕早期摄入过多的异维甲酸（维生素A类似物），可能导致自发性流产和多种先天缺陷。铁、铅等摄入过量，则可能引起中毒。而碘的补充也要慎之又慎，碘摄入过量，可诱发新生儿甲状腺功能减退，影响智力发育。

孕晚期，孕妈妈滋补过度，容易让胎宝宝长成巨大儿，这样不但使生产变得困难，巨大儿出生后也很容易发展成肥胖儿。肥胖儿成年后，得糖尿病、高血压的概率高于常人。

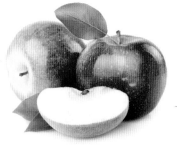

## 选择合适的保健品

　　保健品虽有预防疾病的作用，但不能代替药物和正常饮食。虽然能用保健品改善人体免疫功能，但不恰当地吃保健品，不但不会增强机体免疫力，反而会降低免疫功能。保健品应该在医生的建议和指导下服用，不可以当作普通食品乱服用。

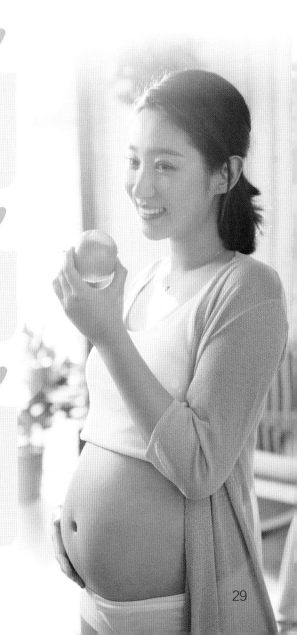

### 看产品说明

　　购买保健品时，要着重查看成分及其含量。想补钙，就应该看钙的含量是否足够。查看含量时，要考虑到自己每日从饮食中摄入的相关营养素的含量，不要滥补，也不能一点都不补。

### 不要盲目消费

　　原装进口的保健品和国内产品的价格相差较大，但维生素类产品吸收利用率的差异却不大。应根据自己的消费能力择优购买，而不是一味买贵的。

### 并非多多益善

　　保健品含有人体所需的各种营养素，但营养素之间也存在着相互促进、相互协同、相互拮抗的作用。过多摄入锌，可能抑制铁的吸收利用及其生物学功能；而过多摄入铁，反过来又影响锌的吸收利用。某种营养素吸收过多就会影响到其他营养素的吸收利用，影响营养素之间的平衡。

# 孕妈妈营养情况自测

　　下面提到的一些症状，如果孕妈妈经常遇到，每1种计1分。很多症状出现的频率可能超过1次，因为这些症状是由多种营养素缺乏引起的。如果孕妈妈出现了加粗字体标明的任何一种症状，则计2分。各种营养素对应的最高分值为10分，将总分值记录在下面的括号内。

## 营养缺乏情况自测表

| 维生素A | 维生素D | 维生素E | 维生素C | 维生素B₁ | 维生素B₂ |
|---|---|---|---|---|---|
| 口腔溃疡<br>夜视能力欠佳<br>痤疮<br>**频繁感冒或感染**<br>皮肤薄、干燥<br>有头皮屑 | **关节炎、骨质疏松**<br>背部疼痛<br>龋齿<br>脱发<br>**肌肉抽搐、痉挛**<br>**关节疼痛或僵硬**<br>骨质脆弱 | 性欲低下<br>**易发生皮下出血**<br>静脉曲张<br>皮肤缺乏弹性<br>肌肉缺乏韧性<br>伤口愈合缓慢<br>不易受孕<br>**轻微锻炼便精疲力尽** | 经常感冒<br>缺乏精力<br>**经常被感染**<br>牙龈出血或过敏<br>容易发生皮下出血<br>流鼻血<br>伤口愈合缓慢<br>皮肤出现红疹 | 脚气病<br>肌肉松弛<br>眼睛疼痛<br>易怒<br>手部、脚部刺痛<br>记忆力差<br>胃痛<br>便秘<br>心跳快速 | 眼睛充血、灼痛或沙眼<br>对亮光敏感<br>舌头疼痛<br>白内障<br>头发过干或过油<br>湿疹或皮炎<br>指甲开裂<br>嘴唇干裂 |
| 得分（　） | 得分（　） | 得分（　） | 得分（　） | 得分（　） | 得分（　） |

| 维生素B₁₂ | 叶酸 | α-亚麻酸 | 钙 | 铁 | 锌 |
|---|---|---|---|---|---|
| 头发状况不良<br>湿疹或皮炎<br>易怒<br>焦虑或紧张<br>**缺乏精力**<br>便秘<br>肌肉疼痛<br>肤色苍白 | 湿疹<br>嘴唇干裂<br>少白头<br>焦虑或紧张<br>记忆力差<br>**缺乏精力**<br>抑郁<br>食欲缺乏<br>胃痛 | **皮肤干燥或有湿疹**<br>头发干燥或有头皮屑<br>有炎症，如关节炎<br>过度口渴或出汗<br>水分潴留<br>经常感染<br>记忆力差<br>高血压或高脂血症<br>乳房疼痛 | **抽筋或痉挛**<br>**失眠或神经过敏**<br>关节疼痛或关节炎<br>龋齿<br>高血压 | **肤色苍白**<br>舌头疼痛<br>疲劳或情绪低落<br>食欲缺乏<br>经血过多或失血 | 味觉或嗅觉减退<br>经常发生感染<br>有生长纹<br>痤疮或油性皮肤<br>两个以上的手指甲有白斑 |
| 得分（　） | 得分（　） | 得分（　） | 得分（　） | 得分（　） | 得分（　） |

　　孕妈妈在现有得分的基础上还要根据具体的营养素情况加上一定分值，才是最终得分：

维生素D+1　维生素B₁₂+2　叶酸+2　α-亚麻酸+2　钙+2　锌+2

　　所得分值越高，说明孕妈妈对这种营养素的需求越大，就应该增加这种营养素的补充量。

## 孕前没注意营养，孕后怎么补

也许现在你已经怀孕了，而之前并没有特别注意营养问题，那么从现在开始，就应该重点关注一下了。

### 检查自己的营养状况

按照本书提供的不同孕程的营养情况速查（见第三章），检查自己的营养情况。看一下现在的体重增长是不是正常，有没有对某种营养素特别缺乏，对自己的营养情况有个大致的了解。

### 有针对性地调整

根据自己的营养状况，结合怀孕月数，并按照本书提供的十月营养饮食方案，调整自己的饮食结构。

### 特别注意补充叶酸

如果孕前没有补充叶酸，那么现在必须开始补充。

### 必须改变不良饮食习惯

如果怀孕之前没有注意过这方面，现在就必须对不良的饮食习惯说不。参照前面关于不良饮食习惯的内容，马上和它们告别吧！

孕妈妈每日叶酸的推荐摄入量为600微克。除了像之前说过的那样多吃一些富含叶酸的食物外，每天吃一片叶酸补充剂（约含400微克叶酸）就可以满足身体对叶酸的需要。

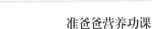

### 准爸爸营养功课

孕育一个健康聪明的宝宝，准爸爸的营养准备也十分重要！

维生素C能增加精子的数量和活力，准爸爸每天须摄取100毫克维生素C，所以日常应多吃些蔬菜水果。

维生素A缺乏会导致精子数量减少，活力下降，准爸爸每天需摄入800微克维生素A，可通过动物肝脏或红绿色蔬果摄取。

维生素E又称生育酚，如果它和其他必需的脂肪酸都缺乏，会导致不育症。一般建议每日摄入量为50~100国际单位。

每天服用1000毫克钙和10微克维生素D能提高男性的生育能力。

锌缺乏会减小精子的体积及睾丸的激素含量。准爸爸每天需摄入12.5毫克锌，牡蛎等食物就含有丰富的锌。

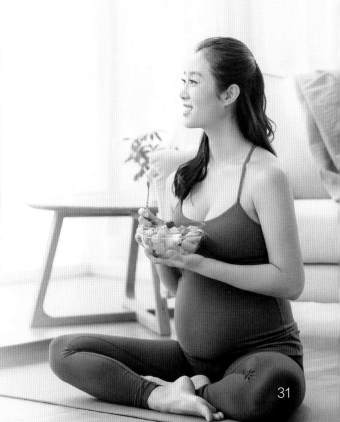

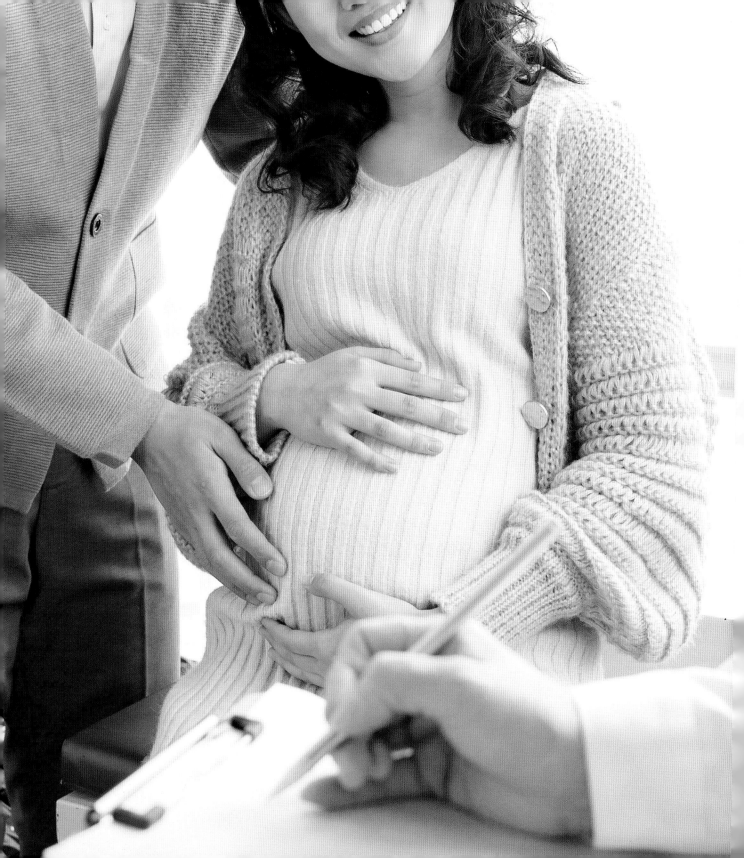

# 第2章

# 孕期必需的 17 种关键营养素

♥ 营养素来源　　♥ 每日推荐量　　♥ 推荐食谱

# 叶酸：至少怀孕前3个月补

叶酸是胎宝宝神经发育的关键营养素之一，对预防神经管畸形和唇腭裂有重要意义。整个孕期都要注意在饮食中摄入富含叶酸的食物。

## 富含叶酸的食物

大部分绿色蔬菜和酸性水果均含丰富的叶酸，如菠菜、番茄、小白菜、香菜、橘子、香蕉、草莓等；动物性食物如动物内脏、鸡蛋等也含有丰富的叶酸。

## 服用小剂量叶酸增补剂

如果无法保证每天吃到足量上述食品，还可以服用小剂量叶酸增补剂，每片含400微克叶酸。还有些复合营养素补充剂中也有足量的叶酸，每片含400~800微克。孕妈妈从孕前3个月至孕3月合理补充小剂量叶酸制剂，可以有效预防胎宝宝神经管畸形。

## 小心补充过量影响锌的吸收

应注意还有一种治疗巨幼红细胞贫血的叶酸制剂，每片含叶酸5毫克。孕妈妈在孕早期切忌服用这种叶酸片，除非前一胎有神经管畸形，才需要在备孕期和孕早期补充这种大剂量的叶酸片，而且必须在医生的指导下使用。因为过大剂量的叶酸会影响锌的吸收，而锌在孕早期对胎宝宝的发育也有重要作用，长期服用大剂量的叶酸片对孕妈妈和胎宝宝很可能会产生不良的影响。

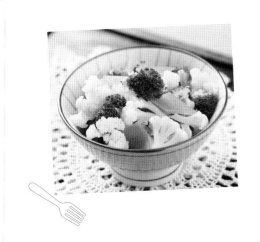

### 什锦西蓝花

原料：西蓝花、菜花各100克，胡萝卜50克，盐、白糖、醋、芝麻油各适量。

做法：①西蓝花和菜花洗净，掰成小朵；胡萝卜去皮洗净，切片。②所有蔬菜焯烫断生，盛盘，加盐、白糖、醋、芝麻油拌匀即可。

营养分析：西蓝花富含的维生素C、铁、叶酸等，是胎宝宝健康发育的重要营养保证。

> **每日推荐量**　最好在怀孕之前3个月就开始补充叶酸，按照每日600微克的摄取量一直补充到孕后3个月。另外，孕妈妈整个孕期都要注意在饮食中摄入富含叶酸的食物。

# 蛋白质：胎宝宝的生命基础

没有蛋白质就没有生命，优质蛋白有益于胎宝宝脑部、内脏、皮肤等的发育。整个孕期，随着胎宝宝变大和孕妈妈身体的变化、血液量的增加、每日活动的能量需求，孕妈妈应从食物中摄取大量蛋白质。

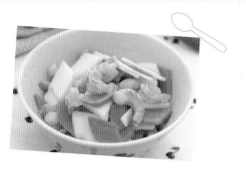

## 山药虾仁

原料：山药200克，虾仁100克，胡萝卜50克，鸡蛋清、盐、胡椒粉、干淀粉、醋、料酒、植物油各适量。

做法：①山药、胡萝卜去皮洗净，切片，焯烫断生，捞出沥干；虾仁洗净，去虾线，用鸡蛋清、盐、胡椒粉、干淀粉腌制片刻。②油锅烧热，虾仁炒至变色，捞出备用。放入山药片、胡萝卜片同炒至熟，加醋、料酒、盐，翻炒均匀，再放入虾仁翻炒均匀即可。

营养分析：虾是优质蛋白来源之一，还富含钙、磷，对孕妈妈有补益功效。

## 动物蛋白和植物蛋白均衡摄取

蛋白质分为动物蛋白和植物蛋白，孕妈妈不要只摄取动物蛋白，而忽视了植物蛋白的摄取。植物蛋白的来源如豆制品，不仅味道鲜美，而且对胎宝宝的大脑发育有特殊功能。同等量的大豆所含的蛋白质比鸡蛋高3倍，比牛肉高2倍，比牛奶高10倍，因此大豆被誉为"植物中的肉类"。此外，大豆中含有大量的卵磷脂，能够增强记忆力。所以孕妈妈不仅要摄取动物蛋白，还应适当摄取植物蛋白，这样才能促进胎宝宝脑细胞的旺盛生长。

## 蛋白质补充不是越多越好

有的孕妈妈为了补充蛋白质，一天吃好几个鸡蛋，或者把牛奶当水喝，这些方法都不恰当。摄入过多的蛋白质容易造成胎宝宝过度生长，造成难产；而且蛋白质在代谢过程中会产生胺类等废物，需要通过肝脏和肾脏代谢，摄入过多的蛋白质会损伤孕妈妈的肝肾功能。

**每日推荐量** 每周吃1次或2次鱼虾类食物，每天保证1~2个鸡蛋、300~500毫升牛奶和75~100克肉类的摄入，再吃点花生、核桃等坚果，就能保证孕妈妈每天的蛋白质需求。

# 脂类：每千克体重每天只需要1克脂肪

脂类包括脂肪和类脂，类脂包括磷脂和胆固醇，不同脂类对人体的作用不同。对胎宝宝来说，脂肪占脑重量的50%~60%。妊娠30周以前，母体内必须有脂肪蓄积，以便为孕晚期、分娩以及坐月子储备能量。

## 脂肪帮助胎宝宝大脑发育

脂肪主要由甘油和脂肪酸组成，脂肪酸可分为饱和脂肪酸和不饱和脂肪酸。大脑的发育主要依赖不饱和脂肪酸，如亚油酸、亚麻酸，这些脂肪酸均大量存在于食用油中，是体内不能合成的，必须由食物供给。而胎宝宝所需的必需脂肪酸要由孕妈妈通过胎盘提供，用于支持大脑和身体其他部位的生长发育。另外，孕期摄入的脂肪能促进脂溶性维生素的吸收，有安胎功效。妊娠过程中孕妈妈约增加2.5千克脂肪，以满足母乳喂养的需要。此外，脂肪中的亚油酸及亚麻酸等必需脂肪酸是保证胎宝宝神经系统生长发育的物质基础。

## 脂肪虽好，但不能过量

孕期要适当摄入植物性、动物性脂肪，含动物性脂肪较多的食物有肉类、动物内脏、蛋黄等，含植物性脂肪较多的有大豆油、花生油、坚果等。但是，摄入过多的脂肪容易导致肥胖，诱发高脂血症、妊娠期高血压综合征等妊娠合并症。所以脂肪虽好，但不能过量。

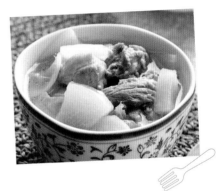

### 鸭肉冬瓜汤

原料：鸭子1只，冬瓜小半个，姜片、盐各适量。

做法：①冬瓜处理干净，切小块。②鸭子洗净，切块，放冷水锅中大火汆约10分钟，捞出放入汤煲内，加足量水大火烧开。③水开后放入姜片，略微搅拌后转小火煲1.5小时，关火前10分钟倒入冬瓜，煮软并加盐调味即可。

营养分析：鸭肉脂肪含量适中；冬瓜有利湿消肿、清暑降压之效，适合孕妈妈食用。

> **每日推荐量**
>
> 如果孕妈妈现在体重为60千克，推荐脂肪摄入量就为每日60克，相当于要摄入1个鸡蛋、200毫升全脂牛奶、150克牛肉以及25克植物油。

# 碳水化合物: 每天最低130克

碳水化合物是人类获取能量的主要来源,所有碳水化合物在体内被消化后,主要以葡萄糖的形式被吸收,为人体提供能量,维持心脏和神经系统的正常活动。

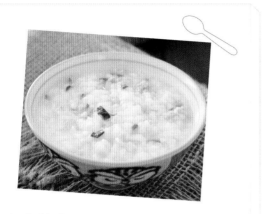

## 肉末菜粥

原料:大米30克,猪肉末20克,青菜50克,葱花、姜末、盐、植物油各适量。

做法:①大米淘洗干净,加水煮成粥;青菜洗净,切碎。②油锅烧热,爆香葱花、姜末,倒入切碎的青菜,与肉末一起炒散。③肉末和青菜放入粥内,加少许盐调味,稍煮即可。

营养分析:此粥含有动植物蛋白以及碳水化合物、脂肪、多种维生素,孕妈妈吃肉末菜粥,不仅容易消化,还可预防便秘。

## 复杂碳水化合物更佳

碳水化合物分为简单碳水化合物和复杂碳水化合物。复杂碳水化合物在消化系统中的分解时间更长,进入血液的速度更慢,使血糖升高的速度更平缓。粗粮、薯类等食物,如燕麦、红薯等,含有较多的复合碳水化合物。

**富含碳水化合物的早餐推荐**

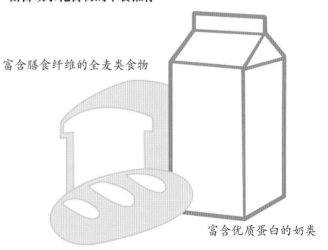

富含膳食纤维的全麦类食物

富含优质蛋白的奶类

其中淀粉和蛋白质的摄取比例建议是1:1。

---

**每日推荐量**　孕期碳水化合物的摄入量会比孕前增加50~100克,孕妈妈要确保每天至少摄入130克碳水化合物(相当于150克大米和100克红薯)。

# 膳食纤维：肠道清理一身轻

膳食纤维是食物中不被人体胃肠消化酶分解的、在大肠中可被微生物发酵利用的植物源或人工合成的食物成分，主要是多糖和木质素，按其溶解度分为可溶性膳食纤维和不溶性膳食纤维。膳食纤维能够刺激消化液分泌，促进肠道蠕动，缩短食物在肠内的通过时间，降低血胆固醇水平，还可以预防糖尿病。

## 缺乏膳食纤维甚至会引发妊娠并发症

对容易便秘的孕妈妈来说，膳食纤维是解除"难言之隐"的好帮手。膳食纤维摄入量不足，会引发便秘、消化不良、内分泌失调，甚至高脂血症、高血压等疾病，还间接使孕妈妈超重，引发妊娠并发症。

## 多吃粗粮和蔬菜

谷类（特别是一些粗粮）、豆类、薯类及一些蔬菜、水果等富含膳食纤维。目前市场上也有一些富含膳食纤维的保健食品在售卖，特别是一些可溶性膳食纤维，体积小、无异味，食用起来非常方便，孕妈妈可根据自己的情况进行选择。

如果孕妈妈肠胃不好，难以消化谷薯中的膳食纤维，可选用绿叶蔬菜代替。还可以吃一些自制的水果羹，在补充膳食纤维的同时开胃、健胃。孕妈妈在加餐时可以多吃一些全麦面包、麦麸饼干、红薯、菠萝片、玉米等，以补充膳食纤维，预防便秘和痔疮。

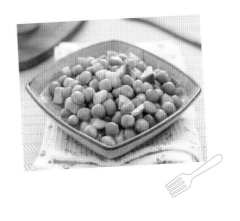

### 鲜蘑炒豌豆

原料：口蘑、豌豆各100克，高汤、盐、水淀粉、植物油各适量。

做法：①口蘑洗净，切丁；豌豆洗净。②油锅烧热，放入口蘑丁和豌豆翻炒，加适量高汤，用水淀粉勾芡，加盐调味即可。

营养分析：口蘑和豌豆都含有大量膳食纤维，能促进肠道蠕动，预防便秘。而且口蘑和豌豆脂肪含量、热量都低，十分适合有些胖的孕妈妈。

**每日推荐量** 每日膳食纤维总摄入量在20~30克为宜，相当于每天食用500克蔬菜、400克水果或100~150克杂粮。

# 钙：骨头汤补钙效果差

钙是人体必需的常量元素,是牙齿和骨骼的主要成分。钙离子是血液保持一定凝固性的必要因子之一,也是体内许多重要酶的激活剂。钙能维持胎宝宝大脑、骨骼以及机体的发育,维护孕妈妈心血管的健康,有效控制孕期所患炎症和水肿。

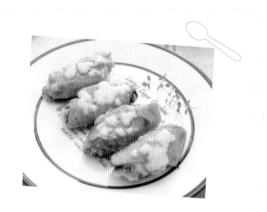

## 奶酪鸡翅

原料:黄油、奶酪各50克,鸡翅4个,盐适量。

做法:①鸡翅洗净,汆烫,捞出沥干,用盐腌制1小时。②黄油放入热锅中融化,放入鸡翅,平铺在锅中。③用小火将鸡翅正反两面煎至色泽金黄,将奶酪擦成碎末,均匀撒在鸡翅上。④奶酪完全变软,铺在煎熟的鸡翅上,关火装盘即可。

营养分析:奶酪含钙量较高且容易被吸收,还含有丰富的维生素A,能保护眼睛并保持肌肤健康。

## 奶和奶制品是钙的优质来源

想吃含钙丰富的食物,首选奶类,其含有的钙吸收利用率高,每100毫升牛奶的含钙量为120~140毫克,孕妈妈每天可喝300~500毫升牛奶。其次为豆制品,如豆腐、豆腐干、素鸡等。其他钙来源有鱼、虾,绿叶蔬菜中的西蓝花、小白菜,此外还有芝麻等。除了补钙,孕妈妈还要注意以下几点:

1.少吃腌制食品,因其含磷量高,会影响钙吸收。

2.保证一定的户外活动时间,日照可使皮肤中的7-脱氢胆固醇转化为维生素$D_3$,促进钙的吸收。

3.少吃盐,可减少尿中钙的排出。

4.骨头汤、老母鸡汤的钙含量极低,每100毫升骨头汤中含钙16~37毫克,补钙效果差。且骨头汤脂肪含量较高,多食易导致肥胖。

## 在医生的指导下服用钙补充剂

钙并不是补充得越多越好,摄入过量的钙可能会增加患肾结石、高钙血症的风险,还会影响其他微量元素的吸收。孕妈妈应该在医生的指导下服用强化钙或钙补充剂,以免摄入过量的钙,对身体造成伤害。

**每日推荐量** 钙摄入量以孕早期每日800毫克,孕中期和孕晚期每日1000毫克为宜。孕妈妈可每日喝300~500毫升牛奶,再吃一些豆制品,每周吃2次或3次鱼虾,经常吃绿色蔬菜。

# 铁：储存不足，对宝宝影响深远

铁在人体中含量为4~5克，含量虽少却作用特殊。它主要负责氧的运输和储存，参与血红蛋白的形成，将充足的养分送给胎宝宝。孕周越长，胎宝宝发育越完全，需要的铁就越多。如果孕妈妈缺铁，会导致出生后的宝宝先天性铁不足，进而引起营养性贫血。

## 多补充血红素铁

根据食物来源，铁可分为血红素铁和非血红素铁。血红素铁主要来源于动物血、动物肝脏、红色肉类、蛋黄；非血红素铁主要来源于黑木耳、海带、豆制品、芝麻、绿色蔬菜。人体对血红素铁的吸收率为10%~20%，而对植物性非血红素铁的吸收率只有1%~5%。

我国历年来的孕妇营养调查资料表明，绝大多数孕妈妈孕期铁总摄入量并不低，但所摄入的铁多为非血红素铁，吸收利用率低，因此，孕期缺铁性贫血的发病率较高。

## 同时注意维生素C的摄入

补铁的同时应注意维生素C的摄入，这样有利于人体对铁的吸收。牛奶中的磷、钙会与人体内的铁结合成不溶性的含铁化合物，影响铁的吸收，因此服用补铁剂不宜同时喝牛奶。药物补铁应在医师指导下进行，因为过量的铁将影响人体对锌的吸收利用。

另外，很多人认为菠菜补血，其实菠菜含铁量并不高，而且其含有的草酸还会抑制非血红素铁的吸收，因此应避免过多食用。

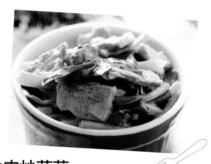

### 牛肉炒菠菜

原料：牛里脊肉50克，菠菜200克，干淀粉、生抽、葱末、姜末、料酒、植物油各适量。

做法：①牛里脊肉洗净，切薄片，干淀粉、生抽、料酒、姜末放入碗中搅拌均匀，再放入牛肉片腌30分钟；菠菜洗净，焯烫断生，捞出沥干，切段。②油锅烧热，爆香姜末、葱末，再放入牛肉片，大火翻炒至熟，放入菠菜，翻炒均匀，加盐调味即可。

营养分析：牛肉是含铁丰富的食物，具有补脾胃、益气血、强筋骨等作用。

**每日推荐量** 怀孕期间，孕妈妈对铁的需求达到孕前需求的两倍：孕早期每日摄入15~20毫克，孕中期和孕晚期每天摄入量为30毫克左右。

# 维生素D：秋冬季孕妈妈容易缺乏

要补钙，就不得不提维生素D。维生素D是一种脂溶性维生素，可促进钙和磷在肠内的吸收，是调节钙和磷正常代谢所必需的营养素，对骨骼、牙齿的形成很重要。

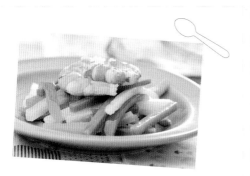

## 五彩滑虾仁

原料：虾仁、胡萝卜条、青椒条、冬笋条、山药条、盐、料酒、胡椒粉、干淀粉、鸡蛋清、植物油各适量。

做法：①虾仁洗净，去虾线，加料酒、鸡蛋清、盐、胡椒粉、干淀粉腌制上浆。②油锅烧热，放入虾仁划散变色，盛出备用。③锅中留少许底油，放入所有蔬菜翻炒，用盐、水、胡椒粉调味，倒入虾仁，翻炒均匀即可。

营养分析：虾仁含钙和镁，所含的维生素D可促进钙的吸收。

## 缺乏维生素D会影响胎宝宝的骨骼生长

在阳光照射下，皮肤中的7-脱氢胆固醇会转变成维生素$D_3$，促进钙的吸收，因此维生素D常被人们称为"阳光维生素"。秋冬季阳光减弱，皮肤接触到的阳光更少，所以孕妈妈容易缺乏维生素D。而孕妈妈维生素D不足，会影响胎宝宝的骨骼生长，造成胎宝宝身长发育不足，容易导致婴幼儿佝偻病，所以尤其要注意维生素D的补充。

## 富含维生素D的食物

多晒太阳，吃富含维生素D的食物，就可以补充足够的维生素D。晒太阳的方式以每周2次、每次10~15分钟、不涂抹防晒霜为宜。含维生素D丰富的食物有鱼肝油、动物肝脏、蛋黄、奶类（脱脂奶除外）、鱼、虾、干蘑菇、白萝卜干等。

因为季节或者地域因素影响晒太阳的话，可以通过口服维生素D来补充体内所需，但要谨遵医嘱，切勿过量，否则无益。

**每日推荐量**　孕期维生素D摄入推荐量为每日10微克。保证足够的日照，再选择以下食物中的任何1种，就不必为摄入不足而担心了：60克鲑鱼片，50克鳗鱼，或者2个鸡蛋加150克蘑菇。

# DHA：影响胎宝宝大脑发育

DHA（二十二碳六烯酸）是一种不饱和脂肪酸，和胆碱、磷脂一样，都是构成大脑皮层神经膜的重要物质，能维护大脑细胞膜的完整性，并有促进脑发育、提高记忆力的作用，故有"脑黄金"之称。DHA还有助于胎宝宝视网膜细胞的生长发育。

## DHA促进神经网络形成

人的大脑约有1000亿个神经元，这是大脑具有复杂功能及智慧的基础。大脑的发育要经过细胞的增殖、分化、迁移、死亡以及突触的形成与修饰等复杂过程，而孕期是胎宝宝大脑发育的关键时期，DHA可以促进胎宝宝神经网络的形成，使神经递质的释放和传递信息的速度加快，并能对伤亡的脑细胞起到修复作用。

妊娠的最后3个月，胎宝宝脑部发育的DHA需求量会增加3~5倍，孕妈妈DHA严重摄入不足会影响胎宝宝的发育。

## 富含DHA的食物

鱼虾类，如鲈鱼、鲑鱼、沙丁鱼、黄鳝、竹节虾等；蛋类，如鸡蛋、鸭蛋等。另外，核桃、瓜子等坚果中含有的 α－亚麻酸也是制造DHA的原材料，孕妈妈不能忽视。如果对鱼类过敏或者不喜欢鱼腥味，孕妈妈可以在医生指导下服用DHA补充剂。

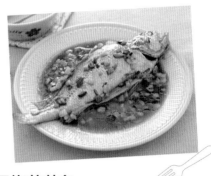

### 干烧黄花鱼

原料：黄花鱼100克，鲜香菇4朵，五花肉50克，姜片、葱段、蒜片、料酒、生抽、白糖、盐、植物油各适量。

做法：①鲜香菇、五花肉洗净，切丁。②油锅烧热，放入处理好的黄花鱼，煎至两面微黄。③另起油锅，放入肉丁、香菇丁和姜片，小火煸炒，再放入除盐外的所有原料，加水烧开，转小火，15分钟后加盐调味即可。

营养分析：黄花鱼不仅易于消化，还富含钙、DHA等营养素，能够促进胎宝宝大脑发育。

**每日推荐量**　孕期和哺乳期，女性每日DHA的摄取量为200毫克。孕妈妈每日吃一条手掌大小的鱼，就能有效补充DHA。

# 卵磷脂：记忆力的"好帮手"

卵磷脂是细胞膜的组成部分，能保障大脑细胞膜的健康及正常功能，确保脑细胞的营养输入和废物输出，保护脑细胞健康发育。卵磷脂既是神经细胞间信息传递介质的重要来源，也是大脑神经髓鞘的主要物质来源。充足的卵磷脂可促进宝宝大脑发育。

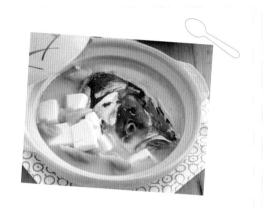

## 丝瓜豆腐鱼头汤

原料：鱼头1个，丝瓜150克，豆腐100克，姜片、盐、植物油各适量。

做法：①丝瓜洗净，去皮切块；豆腐切块；鱼头洗净，劈两半。②油锅烧热，爆香姜片，放入鱼头略煎，加适量水，大火烧开后煲30分钟。③放入豆腐、丝瓜，小火煲15分钟，加盐调味即可。

营养分析：无论是豆腐还是鱼头都含有丰富的卵磷脂，还含有丰富的蛋白质。这道菜是孕妈妈补充卵磷脂、蛋白质一举两得的推荐菜肴。

## 缺乏卵磷脂影响胎宝宝也影响孕妈妈

卵磷脂是非常重要的益智营养素，它可以提高信息传递速度和准确性，提高大脑活力，增强记忆力。孕期缺乏卵磷脂，将影响胎宝宝大脑的正常发育，甚至会导致胎宝宝机体发育异常；孕妈妈则会感觉疲劳、心理紧张、反应迟钝、头昏头痛、失眠多梦等。

## 富含卵磷脂的食物

含卵磷脂多的食物包括蛋黄、大豆、谷类、动物肝脏、鳗鱼、玉米油、葵花籽油等，但营养较完整、含量较高的主要集中于大豆、蛋黄和动物肝脏等食物。

日常生活中可以多食用蛋黄、豆浆、凉拌豆腐、木耳炒肉片和鱼头汤等，以补充足够的卵磷脂。尤其是吃鱼头汤时既要喝汤也要吃鱼肉。

**每日推荐量** 卵磷脂孕早期推荐摄入量为每日400毫克，孕中期和孕晚期为每日500毫克。鸡蛋黄中就含有丰富的卵磷脂，所以每天保证吃1个鸡蛋非常重要。

# α-亚麻酸: 提高胎宝宝的智力

α-亚麻酸为人体必需脂肪酸,是组成脑细胞和视网膜细胞的重要物质。α-亚麻酸对孕妈妈有着重要作用:控制基因表达,优化遗传基因,转运细胞物质原料,控制养分进入细胞,影响胎宝宝脑细胞的生长发育,降低神经管畸形和各种出生缺陷的发生率。

## 人体无法合成 α-亚麻酸

α-亚麻酸在人体内不能自动合成,必须从外界摄取。如果 α-亚麻酸摄入不足,会产生 α-亚麻酸缺乏症,导致胎宝宝发育不良,出生后智力低下、视力不好、反应迟钝、抵抗力弱;孕妈妈则会睡眠差、烦躁不安、疲劳感明显、产后乳汁少且质量低。

## 富含 α-亚麻酸的食物

亚麻籽油是从亚麻的种子中提取的油脂,富含 α-亚麻酸。含 α-亚麻酸多的食物还有核桃、鱼虾(如石斑鱼、比目鱼、鲑鱼、海虾)等。孕妈妈用亚麻籽油炒菜,或者每天吃 1~3 个核桃,都可以补充 α-亚麻酸。

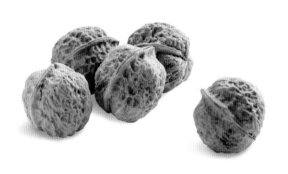

**每日推荐量**

世界卫生组织建议孕期以每日补充 1.7 克 α-亚麻酸为宜。

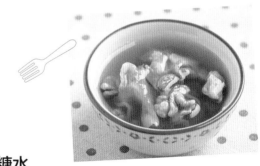

### 银耳核桃糖水

原料:枸杞子20克,干银耳5克,核桃肉100克,冰糖适量。

做法:①枸杞子、核桃肉洗净;干银耳用温水泡软,去蒂撕成小朵。②锅中加适量水烧开,放入银耳、枸杞子,用小火煲30分钟。③放入核桃肉,再煲10分钟,最后放入冰糖煮溶即可。

营养分析:核桃富含 α-亚麻酸,有补脑、润肺之效;枸杞子能补肝肾;银耳能活血清热、滋阴润肺。

# 碘: 孕期补充,"碘"到为止

碘是人体必需的微量元素之一, 负责调节体内代谢和蛋白质、脂肪的合成与分解。碘是人体甲状腺素的组成成分, 甲状腺素能够促进人体的生长发育, 维持人体正常新陈代谢。但孕期补碘, 过量和不足都会伤害孕妈妈和胎宝宝, 应定时监测, 谨慎补充。

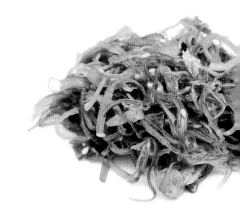

## 富含碘的食物

海带、紫菜、海蜇、海虾等海产品富含碘, 如果因为妊娠反应需要忌口的话, 在日常烹饪时要使用含碘食盐。

## 加碘食盐要放在阴凉处保存

碘遇热易升华, 因此加碘食盐应存放在密闭容器中, 于阴凉处保存, 炒菜时在菜熟后再加入, 可以减少碘的流失。

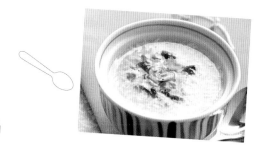

### 虾皮紫菜汤

原料:紫菜10克, 鸡蛋1个, 虾皮、香菜、盐、葱花、姜末、芝麻油、植物油各适量。

做法:①虾皮洗净; 紫菜泡发后洗净; 鸡蛋打入碗内搅匀; 香菜洗净, 切小段。②油锅烧热, 爆香姜末, 放入虾皮略炒一下, 加适量水, 烧开后淋入蛋液, 放入紫菜、香菜段、盐、葱花、芝麻油, 再次烧开后盛出即可。

营养分析: 紫菜和虾皮都含有丰富的碘, 这道汤简便易做且热量低, 适合孕妈妈整个孕期食用。

> **每日推荐量**
>
> 在孕晚期, 每周进食1次或2次海带(水发), 每次约100克, 即可补充足够的碘。含碘食物与含 $\beta$-胡萝卜素、脂肪的食物一起食用, 碘的吸收效果更好。但孕妈妈不可过量摄入碘, 否则可能会增加患甲状腺功能减退症的风险, 进而导致流产、早产、胎宝宝先天畸形等后果。

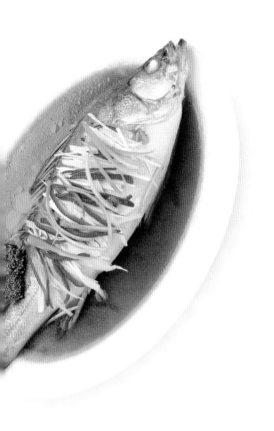

# 锌：提升母子免疫力

锌是人体必需的微量元素之一。锌不但参与人体大多数的重要代谢，对提高人体的免疫功能、提高生殖腺功能也有很重要的影响。锌可预防胎宝宝畸形、脑积水等，维持小生命的健康发育。

## 补锌以动物性食品为宜

牡蛎中的锌含量十分丰富，鱼、牛肉、羊肉及其他贝壳类海产品中也含有比较丰富的锌。谷类中的植酸会影响锌的吸收，孕妈妈补锌以动物性食品为宜。锌和维生素A、维生素C、蛋白质同时摄入可以增强人体免疫力，家人在给孕妈妈做孕期营养餐时不妨多考虑为食物进行科学搭配。

**每日推荐量**

孕期每日锌推荐摄入量为9.5毫克，食用贝类海产品、红色肉类就可以补充。如果缺锌，应遵医嘱服用补充剂。

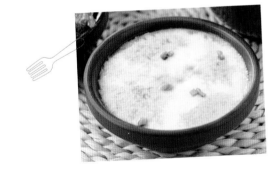

### 肉蛋羹

**原料:** 猪里脊肉60克，鸡蛋1个，盐、芝麻油各适量。

**做法:** ①猪里脊肉洗净，剁成泥。②鸡蛋打入碗中，加适量水，再加入肉泥，放盐，朝一个方向搅匀，然后上锅蒸15分钟。③出锅后，淋上一点芝麻油即可。

**营养分析:** 猪里脊肉有补肾养血、滋阴润燥等作用，适量食用可以补血、补锌、强身健体。

# 维生素A：不足和过量都有害

维生素A又名视黄醇，可促进胎宝宝视力的发育，增强机体抗病能力，有益于牙齿和皮肤黏膜的健康。还能促进孕妈妈产后乳汁的分泌，同时有助于调节甲状腺功能。β-胡萝卜素能够在人体内转化为维生素A，广泛存在于绿色蔬菜和黄色、橘色水果中，如胡萝卜、南瓜等。

## 摄入不足影响胎宝宝视力发育

维生素A是视紫红质（感受视力的蛋白质）的组成成分，人体如果缺乏维生素A，视紫红质合成量不足，在暗光下就会看不清四周的物体，这种情况称为"夜盲症"。

维生素A能促进蛋白质的生物合成及骨细胞的分化，从而促进机体生长及骨骼发育。体内维生素A严重不足时，可导致骨骼和其他器官畸形。另外，维生素A还有促进上皮细胞生长和分化的作用，如果缺乏，皮肤会变厚、干燥，形成类似"鸡皮疙瘩"的突起；幼儿则会出现腹泻和呼吸道感染症状。

## 摄入过量可能引发中毒

如果孕妈妈一次性摄入过多维生素A，达到中毒剂量，会出现恶心、呕吐、头晕、嗜睡等症状；而长期摄入过多，会出现皮肤脱屑、瘙痒，肝转氨酶升高等慢性中毒症状。这些都会威胁到胎宝宝的健康。

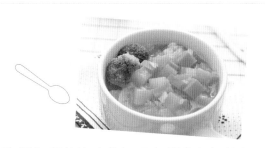

### 意式蔬菜汤

原料：胡萝卜、南瓜、番茄、西蓝花、白菜各50克，洋葱半个，蒜末、高汤、橄榄油各适量。

做法：①胡萝卜去皮洗净，切块；南瓜去皮、去瓤，洗净切块；番茄洗净，去皮切块；西蓝花洗净，掰成小朵；白菜、洋葱洗净，切碎。②锅中放橄榄油，中火加热，放入洋葱碎翻炒至变软。③放蒜末和所有蔬菜，翻炒2分钟，倒入高汤，烧开后转小火炖10分钟即可。

营养分析：胡萝卜和南瓜富含维生素A、β-胡萝卜素、维生素C等营养素，且热量较低，孕妈妈可以放心吃。

**每日推荐量**

80克鳗鱼、65克鸡肝、75克胡萝卜、125克皱叶甘蓝或200克金枪鱼，只要足量摄入其中任何1种，就能满足孕妈妈的一日所需。

# 维生素C：确保胎宝宝造血系统健全

维生素C又称为"抗坏血酸"，能够预防坏血病，还可促进胶原组织形成，维持牙齿和骨骼的发育，促进铁的吸收。最为人熟知的是它能增加机体的抗病能力，能促进伤口愈合，并具有防癌、抗癌作用。孕期摄入足量的维生素C能够预防胎宝宝发育不良。

## 缺乏警示

怀孕期间缺乏维生素C，不仅影响孕妈妈对铁的吸收，导致孕期贫血，还会引发牙龈肿胀出血、牙齿松动，并影响胎宝宝对铁的吸收，导致新生儿先天性贫血及营养不良。

## 维生素C多存在于新鲜蔬菜和水果中

维生素C多存在于新鲜蔬菜和水果中，水果中的酸枣、柑橘、草莓、猕猴桃等含量较高；蔬菜中以番茄、辣椒、豆芽含量较多。孕妈妈只要正常进食新鲜蔬菜和水果，一般不会缺乏维生素C。蔬菜中的维生素C，通常叶部含量比茎部含量高，新叶含量比老叶含量高。注意蔬菜要先洗后切，洗菜时速度要快，烹调时应快炒，少加或不加水，这样都能减少维生素C的流失。

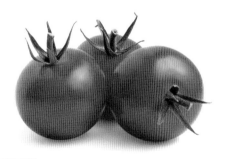

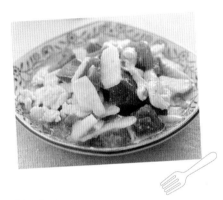

## 番茄鸡片

原料：鸡肉100克，荸荠20克，番茄1个，盐、水淀粉、植物油各适量。

做法：①鸡肉洗净，切片，放入碗中，加盐、水淀粉腌制。②荸荠洗净，去皮切片；番茄洗净，去皮切丁。③油锅烧热，放入鸡肉片，炒至变白成型，放入荸荠片、番茄丁、盐，加水烧开后用水淀粉勾芡即可。

营养分析：番茄是补充维生素C的良好来源，每天吃500克左右的番茄就可以满足孕妈妈对维生素C的需求。

**每日推荐量** 孕早期维生素C推荐摄入量为每日100毫克（相当于半个番石榴、2个猕猴桃、150克草莓、1个柚子、150克菜花或250毫升橙汁），孕中期、孕晚期为每日115毫克。

# 维生素E：预防自然流产

维生素E有很强的抗氧化作用，可以预防大细胞性贫血、溶血性贫血，促进胎宝宝的良好发育，在孕早期常被用于保胎安胎。医学上常采用维生素E治疗男女不孕症及先兆流产，所以维生素E又名生育酚。

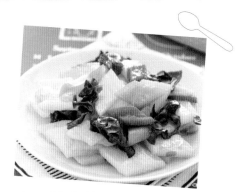

## 黑木耳炒山药

原料：山药150克，干黑木耳5克，青椒、红椒、葱花、蒜蓉、蚝油、盐、植物油各适量。

做法：①山药去皮洗净，切片，开水烫一下备用；青椒、红椒洗净，切片；干黑木耳用温水泡发，洗净，撕成小朵。②油锅烧热，加葱花、蒜蓉煸炒几下，放入山药片、青椒片、红椒片翻炒。③放入黑木耳继续翻炒，加蚝油、盐调味即可。

营养分析：植物油富含维生素E，每天用两勺植物油炒菜即可。

### 缺乏维生素E影响胎宝宝大脑发育

孕妈妈缺乏维生素E容易引起毛发脱落、皮肤多皱、胎动不安或流产后不易再受精怀孕等症状，如果长期缺乏维生素E还会影响胎宝宝的大脑功能。

### 植物油富含维生素E

各种植物油（麦胚油、葵花籽油、玉米油、芝麻油）、谷物的胚芽、许多绿色植物、肉、奶油、奶、蛋等都是维生素E非常好的来源。葵花籽富含维生素E，孕妈妈只要每天吃2勺葵花籽油，即可满足一日所需。

炒菜时间长、温度高，会破坏大量维生素E，故要尽量避免。

如果口服硫酸亚铁，要和服用维生素E补充剂错开8小时，以免影响吸收。

---

**每日推荐量**　　孕期维生素E推荐摄入量为每日14毫克。孕妈妈用富含维生素E的植物油炒菜，即可获得充足的维生素E。

# B族维生素：保证胎宝宝正常发育

B族维生素是维持人体正常机能与代谢活动不可或缺的物质，多数为水溶性维生素，人体无法自行合成，必须额外补充。对于孕妈妈来说，最重要的B族维生素包括维生素$B_1$、维生素$B_2$、维生素$B_6$、维生素$B_9$(叶酸)、维生素$B_{12}$，它们各自承担着不同的作用。

## 维生素$B_1$

### 神经功能的重要助手

维生素$B_1$又被称为"精神性的维生素"，它不但对神经组织和精神状态有良好的影响，还参与碳水化合物的代谢，对维持胃肠道的正常蠕动、消化腺的分泌、心脏及肌肉等的正常功能起着重要作用。其还能促进胎宝宝生长发育，维持正常代谢。

### 谷类是维生素$B_1$的主要来源

维生素$B_1$主要来源于谷类，特别是粗粮，如小米、玉米等，粮食碾磨得越精细，维生素$B_1$损失得越多，建议孕妈妈的食谱中增加些粗粮。

在动物内脏如猪肾、猪心、猪肝，蛋类如鸡蛋、鸭蛋，绿叶蔬菜如芹菜叶、莴笋叶中，维生素$B_1$的含量较高。此外，蜂蜜、土豆中也含有一定量的维生素$B_1$。

> **每日推荐量**
>
> 孕早期维生素$B_1$推荐摄入量为每日1.2毫克(相当于200克豌豆、150克鸡肉和100克小麦)，孕中期为1.4毫克，孕晚期为1.5毫克。总之，维生素$B_1$的需求量是随着能量需要的增加而逐渐增加的。

## 维生素$B_2$

### 避免胎宝宝发育迟缓

维生素$B_2$又称核黄素，它会参与机体内三大产能营养素(蛋白质、脂肪、碳水化合物)的代谢过程，促进机体生长发育，能将食物中的添加物转化为无害的物质，强化肝功能，调节肾上腺素的分泌。

### 在动物性食物中含量高于植物性食物

一般动物性食物中维生素$B_2$含量比植物性食物高，肝脏中含量尤为丰富，其次为蛋黄、黄鳝、奶类、大豆和各种绿叶蔬菜，小麦胚芽粉也含有维生素$B_2$。

> **每日推荐量**
>
> 孕早期维生素$B_2$推荐摄入量为每日1.2毫克(约相当于20克奶酪和40克猪肝)，孕中期为1.4毫克，孕晚期为1.5毫克。

# 维生素$B_6$

## 缓解妊娠剧吐

维生素$B_6$参与某些神经介质的合成、参与血红蛋白合成，是糖原代谢所必需的辅酶的组成成分，与蛋白质、脂肪代谢密切相关。维生素$B_6$缺乏会引起小细胞低色素性贫血、神经系统功能障碍、脂肪肝、脂溢性皮炎等。孕早期如缺乏维生素$B_6$，容易加重妊娠恶心呕吐反应；孕中晚期缺乏维生素$B_6$，易导致妊娠高血压综合征的发生。

## 动物肝脏中维生素$B_6$含量最高

食物中，维生素$B_6$含量最高的为动物肝脏，其次为白色肉类，如鱼肉、鸡肉。另外，豆类、蛋黄、水果、蔬菜中维生素$B_6$含量也较多。

**每日推荐量**

孕期维生素$B_6$每日摄入量应达2.2毫克，但不要过度，否则会使胎宝宝对其产生依赖性。

# 维生素$B_{12}$

## 具有造血功能的维生素

维生素$B_{12}$是人体三大造血原料之一，是一种水溶性维生素，又是唯一含有金属元素钴的维生素，故又称为钴胺素。维生素$B_{12}$能促进血细胞的生成，保持中枢神经系统的完整性，还能消除疲劳及缓解恐惧、气馁等不良情绪。

## 和叶酸、钙一起摄取吸收更好

维生素$B_{12}$只存在于动物食品中，尤其是牛肉和动物内脏（如牛肾、猪肝、猪心、猪肠）等，在水产品（如鱼、蟹）以及牛奶、鸡蛋、奶酪中含量也很丰富。维生素$B_{12}$很难直接被人体吸收，和叶酸、钙一起摄取可使维生素$B_{12}$有较好的吸收效果。

**每日推荐量**

孕期维生素$B_{12}$推荐摄入量为每日2.9毫克，500毫升牛奶即可满足孕期一天中维生素$B_{12}$的需要。

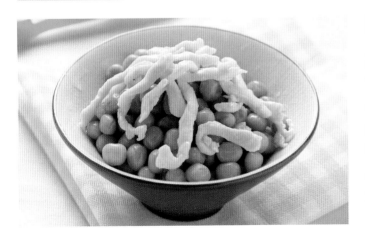

## 豌豆鸡丝

原料：鸡肉250克，豌豆100克，高汤、盐、水淀粉、植物油各适量。

做法：①豌豆洗净，焯烫断生，捞出沥干；鸡肉洗净，切丝备用。②油锅烧热，放入鸡肉丝炒至变色，放入豌豆继续翻炒，加盐、高汤，用水淀粉勾芡即可。

营养分析：豌豆富含B族维生素，鸡肉能够提供优质蛋白。此菜荤素搭配，营养合理。

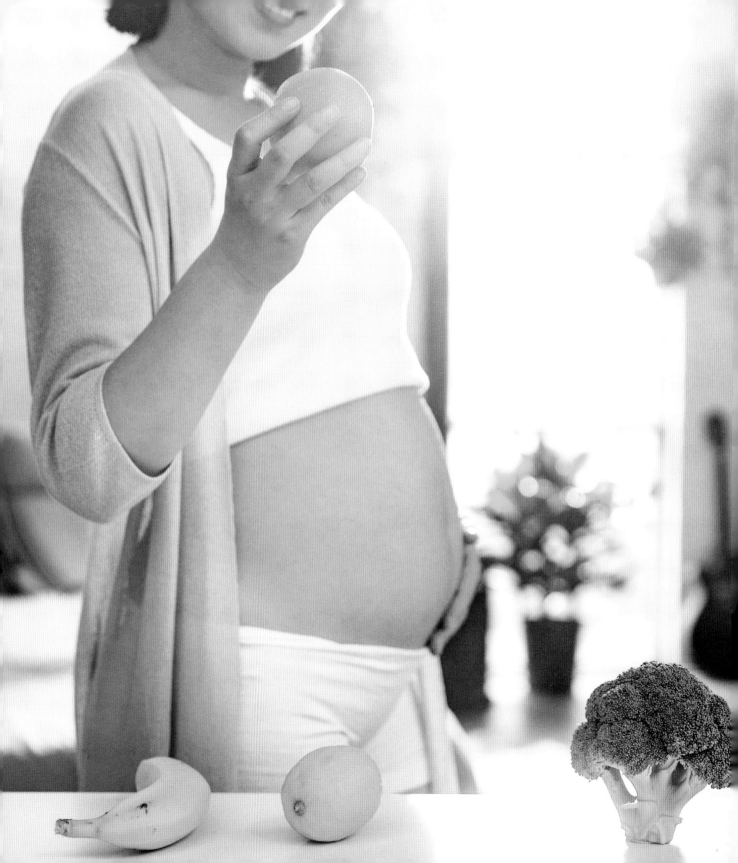

# 第3章

# 孕10月
# 养胎营养方案

♥ 妈妈宝宝变化　　♥ 日常保健重点　　♥ 推荐菜谱

# 孕1月（1~4周）

## 仿佛一粒小芝麻

### 孕妈妈：还未察觉

孕1月时，孕妈妈的子宫、乳房还看不出有什么变化。少部分孕妈妈会出现疲乏无力、发热、畏寒等类似感冒的症状。大部分孕妈妈不知道自己已经怀孕，所以孕妈妈要密切注意自己的身体状况，越早发现自己怀孕越好。

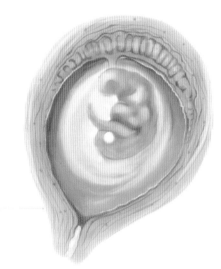

### 胎宝宝：还是个小胚芽

这个阶段的胎宝宝还是个小"胚芽"，身长约1厘米，体重只有1克，有一个大大的头，有类似鳃和尾巴的构造，像只"小海马"。胎宝宝的性别以及长大之后的肤色、身高、长相等都已经确定。

### 体重管理：每周增重不超过100克

孕妈妈保持和孕前一样的饮食即可，从现在开始养成称体重的好习惯，最好早晨空腹排空小便称重一次。如果过胖或过瘦，则要根据医生的建议，适当调整饮食，本月每周体重增长不宜超过100克。

## 🔍 营养情况速查

　　一般来说，孕妈妈在怀孕的前13周体重没什么变化，孕期增重总量约为11.5千克。如果孕妈妈在孕前体重已经偏重，那么建议孕期的体重增加控制在11.5千克以内。如果超过这个标准，就需要采取相应的措施来控制体重。具体增重总量可参考第4页的表格。

　　值得注意的是，有些孕妈妈在孕早期体重可能会轻微下降，这是因为出现了恶心、呕吐、厌油腻、食欲不佳、嗜睡等早孕反应，这时候进食会有所减少。一般来说，体重下降1~2千克属于正常。这时候孕妈妈最好少吃多餐，多吃一些新鲜的水果和蔬菜，还要补充蛋白质，如坚持每天喝牛奶、豆浆等，尽量多补充营养。如果孕妈妈出现剧烈的恶心、呕吐而导致体重下降过多，需要去医院检查电解质是否紊乱，必要时可输液补充营养。

## 🥄 营养重点：叶酸、蛋白质

### 叶酸

　　建议孕前3个月就开始补充叶酸。若没有做到，那么孕1月就一定要开始补充叶酸，因为此时是胎宝宝神经管发育的关键时期，如果孕妈妈叶酸摄入不足，那就有可能引起胎宝宝神经系统发育异常。建议每天补充600微克的叶酸，最多不能超过1000微克。

### 蛋白质

　　对孕妈妈来说，这个时期蛋白质的供给不仅要充足，还要优质，每天在饮食中摄取蛋白质的推荐量为55~60克，这样才能保证受精卵的正常发育。

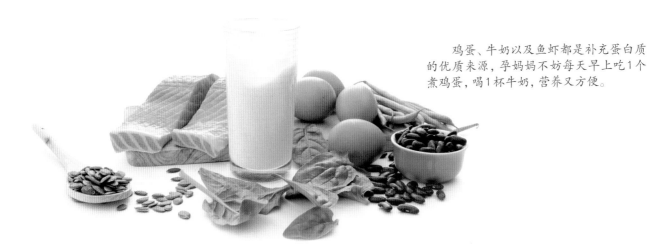

鸡蛋、牛奶以及鱼虾都是补充蛋白质的优质来源，孕妈妈不妨每天早上吃1个煮鸡蛋，喝1杯牛奶，营养又方便。

## ! 孕1月饮食禁忌

### ✔ 宜吃适量豆类食物

　　豆类食品不仅含有丰富的优质蛋白，还含有人体必需的多种氨基酸，其中赖氨酸的含量很高，可与谷物蛋白互补。

### ✔ 宜每周 1 根香蕉

　　香蕉含有丰富的叶酸和维生素$B_6$，是保证胎宝宝神经管正常发育、防止发生严重畸形的关键性物质。而且维生素$B_6$对早孕反应有一定的缓解作用。

### ✘ 不宜多喝茶

　　茶叶中的鞣酸可以和食物中的铁元素结合成一种不能被吸收的复合物。孕妈妈过多饮用浓茶有引起贫血的可能。

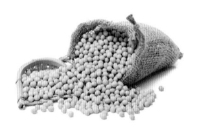 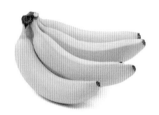 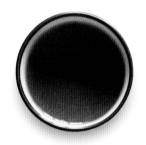

## 一周瘦孕饮食清单

| 餐次 | 周一 | 周二 | 周三 |
|------|------|------|------|
| 早餐 | 鸡蛋三明治1份<br>牛奶1杯 | 五彩玉米羹1碗<br>豆包1个 | 麻酱拌面1碗<br>豆浆1杯 |
| 午餐 | 米饭1碗<br>虾仁豆腐羹1份<br>胡萝卜炖牛肉1份<br>青菜汤1份 | 米饭半碗<br>小米蒸排骨1份<br>蜜汁南瓜1份<br>紫菜蛋花汤1份 | 米饭1碗<br>柠檬煎鳕鱼1份<br>茄汁菜花1份<br>芦笋口蘑汤1份 |
| 晚餐 | 米饭1碗<br>罗宋汤1份<br>凉拌藕片1份 | 米饭1碗<br>芹菜海米拌香干1份<br>奶香鸡丁1份 | 米饭1碗<br>鸡蓉干贝1份<br>蜂蜜红薯角1份 |
| 加餐 | 苹果1个<br>草莓100克 | 猕猴桃1个<br>松仁1把 | 蔬菜沙拉1份<br>牛奶1杯 |

　　注：除正餐外，孕妈妈如果感觉饿了，可以适当加餐。

### 🏃 运动指导：舒缓的运动调整身心

　　孕1月，孕妈妈身体还没有什么不适，可以做一些舒缓的运动来调整身心状态，使自己有良好的体格和心情，迎接宝宝的到来。不妨从散步或锻炼腿部的瑜伽开始，不仅有利于预防大腿内侧和外侧出现妊娠纹，还有利于增强腿部力量，为孕期增加的体重做准备。而且，腿部的训练往往连带着骨盆，有助于锻炼骨盆关节的灵活性，有利于顺产。

### 🩺 保健重点：及早验孕

#### 验孕的3种方法

- 1. 可用验孕试纸自测或去医院验血。
- 2. 受孕成功后，体温会比排卵前高0.3~0.5℃，并持续18天以上，可每天早晨醒后卧床测量体温。
- 3. 最早在孕5周即可通过B超检测。

#### 怀孕症状可能类似感冒

　　妊娠后，母体大量分泌孕激素，孕妈妈会出现发热、乏力等类似感冒的症状，千万不要当成普通感冒马上处理，可以先观察，如有必要，可以去医院请医生诊断。

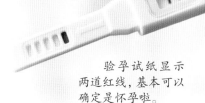

验孕试纸显示两道红线，基本可以确定是怀孕啦。

| 周四 | 周五 | 周六 | 周日 |
| --- | --- | --- | --- |
| 扬州炒饭1碗<br>酸奶1杯 | 豆包1个<br>燕麦南瓜粥1碗 | 牛奶1杯<br>全麦面包4片 | 杂粮米饭1碗<br>豆浆1杯 |
| 米饭1碗<br>胡萝卜炖牛肉1份<br>青椒炒土豆丝1份<br>番茄鸡蛋汤1份 | 豆腐馅饼1份<br>冰糖藕片1份<br>拍黄瓜1份<br>排骨海带汤1份 | 米饭1碗<br>西蓝花拌黑木耳1份<br>香菇山药鸡1份<br>蛋花汤1份 | 米饭1碗<br>甜椒牛肉丝1份<br>素什锦1份<br>蛋花汤1份 |
| 米饭1碗<br>荷兰豆炒鸡柳1份<br>罗宋汤1份 | 米饭1碗<br>牡蛎肉炖豆腐1份<br>胡萝卜肉丝汤1份 | 小米粥1碗<br>板栗烧仔鸡1份<br>菠菜炒鸡蛋1份 | 二米粥<br>香菇油菜1份<br>红烧鸡块1份 |
| 核桃2颗<br>全麦面包1片 | 煮鸡蛋1个<br>坚果适量 | 香蕉1根<br>花生1把 | 煮鸡蛋1个<br>葡萄150克 |

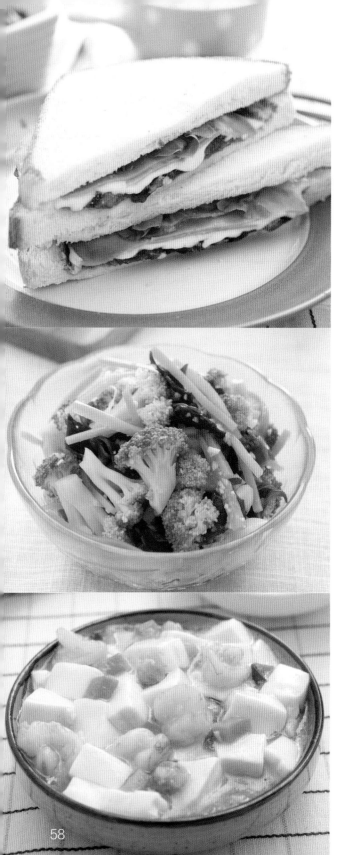

# 孕1月补叶酸食谱

## 鸡蛋三明治 主食

**原料:** 全麦吐司2片,生菜叶1片,番茄1个,火腿2片,奶酪、鸡蛋、番茄酱、植物油各适量。

**做法:** ①生菜叶洗净,撕片;番茄洗净,去皮切片;鸡蛋用少量油煎熟。②在一片吐司上依次铺上生菜叶、火腿片、煎鸡蛋、番茄、奶酪,涂抹番茄酱,盖上另一片吐司,放入烤箱烘烤5分钟即可。

**营养分析:** 全麦吐司属于粗粮,孕妈妈常吃可以改善便秘。奶酪富含钙质,有利于孕妈妈骨骼健康。

## 西蓝花拌黑木耳 凉菜

**原料:** 西蓝花200克,水发黑木耳、胡萝卜各20克,蒜末、生抽、醋、白糖、盐、芝麻油、植物油各适量。

**做法:** ①水发黑木耳洗净,撕成小朵;西蓝花洗净,掰成小朵;胡萝卜去皮洗净,切丝;生抽、醋、白糖、芝麻油、蒜末调成料汁。②锅中加水、植物油、盐烧开,焯烫食材,捞出沥干,淋上料汁,拌匀即可。

**营养分析:** 黑木耳富含铁,在一定程度上能预防孕期贫血。西蓝花含有丰富的叶酸并且脂肪含量低,很适合孕妈妈食用。

## 虾仁豆腐羹 羹

**原料:** 虾仁50克,豌豆30克,嫩豆腐1盒,胡萝卜丁、葱花、姜末、料酒、鸡汤、盐、水淀粉、芝麻油、植物油各适量。

**做法:** ①虾仁洗净,去虾线;嫩豆腐切丁。②油锅烧热,爆香葱花、姜末,放入胡萝卜丁、虾仁、豌豆翻炒,加料酒、鸡汤、盐。③放入嫩豆腐丁,大火收汤,加水淀粉勾芡,淋上芝麻油即可。

**营养分析:** 豌豆含有丰富的蛋白质、叶酸、膳食纤维、B族维生素和人体必需的多种氨基酸;虾仁富含优质蛋白和钙质,孕妈妈可以经常食用。

## 胡萝卜炖牛肉

炖菜

原料:牛肉100克,胡萝卜150克,姜末、干淀粉、生抽、料酒、盐、植物油各适量。

做法:①牛肉洗净,切块,加姜末、干淀粉、生抽、料酒腌制10分钟;胡萝卜去皮洗净,切块。②油锅烧热,放入牛肉块翻炒,加水大火烧开,转中火炖至六成熟,加胡萝卜块,炖熟,加盐调味即可。

营养分析:牛肉含有丰富的蛋白质和铁,但是炖制菜肴的汤汁中混有较多的油脂和盐分,孕妈妈应避免食用过多汤汁。

## 凉拌藕片

凉菜

原料:莲藕200克,柠檬半个,蜂蜜、盐各适量。

做法:①莲藕去皮洗净,切薄片。②锅中加水、盐烧开,焯熟藕片,取出放凉。③柠檬挤汁与适量蜂蜜调和;柠檬皮洗净,切丝。④将调好的柠檬蜂蜜汁淋在藕片上,放柠檬丝做装饰,待入味即可。

营养分析:莲藕含有丰富的维生素和膳食纤维,可以缓解孕妈妈的便秘症状。

## 罗宋汤

汤

原料:番茄1个,胡萝卜50克,圆白菜、番茄酱、白糖、黄油各适量。

做法:①番茄洗净,去皮切丁;胡萝卜去皮洗净,切丁;圆白菜洗净,切丝。②锅中放黄油,中火加热,待黄油半融后,放入番茄丁炒香,加番茄酱。③加水,放入胡萝卜丁,炖至胡萝卜丁绵软、汤汁浓稠。④放入圆白菜丝,煮10分钟,加白糖调味即可。

营养分析:番茄酸甜可口,不仅含有丰富的叶酸,还能够很好地帮助孕妈妈调节食欲,促进消化,有助于肠胃对营养的吸收。

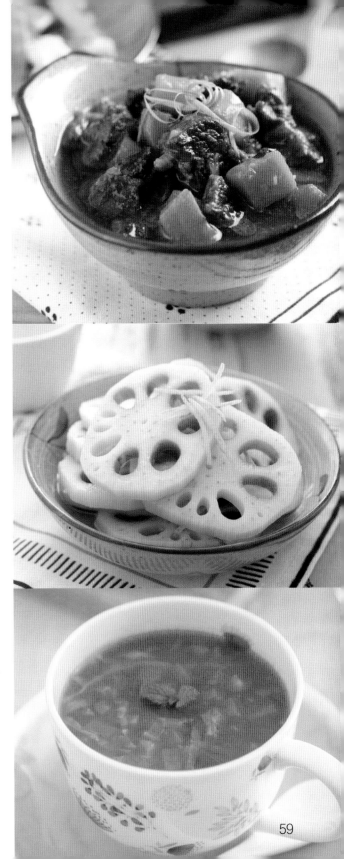

# 孕2月（5~8周）

## 晶莹的"葡萄"在腹中闪亮

### 孕妈妈：出现妊娠反应

孕2月时，多数孕妈妈开始出现恶心、呕吐、食欲缺乏等妊娠反应，子宫增大到鹅蛋般大小，阴道分泌物增多，乳房增大明显，乳头变得更为敏感，神经会变得很敏锐，常常感觉疲劳、困倦，经常受急躁、不安、忧郁、烦闷等情绪困扰。

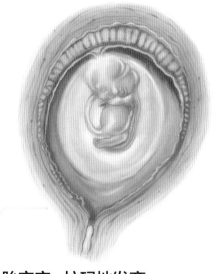

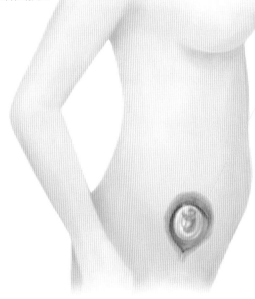

### 胎宝宝：忙碌地发育

这个阶段胎宝宝长3厘米左右，重约4克，看上去像一颗晶莹的小葡萄。从外表已经能够分辨出头、身、手、脚。第6周，胎宝宝的小心脏就开始跳动了，心脏、血管开始向全身输送血液，羊水开始生成，脐带和胎盘开始发育。

### 🔘 体重管理：每周增重不超过100克

这个阶段，每周体重增长不宜超过100克。孕妈妈可以绘制体重曲线图继续记录每天的体重，观察体重变化。由于妊娠反应，体重可能会减轻。如果一周体重减轻或增加超过1千克，需要去医院咨询医生。

## 🔍 营养情况速查

怀孕前 3 个月体重平均增长 0~2 千克，如果孕吐严重，不能正常进食，要想办法保证营养的摄入，但不能想当然地认为自己应该大量进食，一味以体重增长来证明胎宝宝的健康。其实现在胎宝宝还很小，对营养需求不大，孕妈妈只要维持正常饮食，保证质量就可以了。

## 📝 营养重点：锌、碘

### 锌

锌缺乏会造成胎宝宝神经系统发育障碍。为此，孕妈妈在均衡饮食的同时，需要适当吃动物内脏、瓜子、花生、松子等富含锌元素的食物。中国营养学会建议，孕早期锌的摄入量以每日9.5毫克为宜。

### 碘

孕期如果缺碘，有可能影响胎宝宝的智力发育。虽然现在已提倡食用碘盐，但孕期对碘的需求量大，饮食中不能忽视对碘的补充。

整个孕期碘的摄入量应为每日230微克。孕妈妈应食用加碘盐以及裙带菜、海带、紫菜等含碘量较高的海藻类食物。孕妈妈每周至少食用一次以上海藻类食物，每次100克左右，即可满足机体对碘的需求。孕妈妈补碘的关键时间是妊娠早期3个月，尤以妊娠前为好。怀孕后5个月再补碘，对预防胎宝宝智力缺陷就起不到很好的作用了。

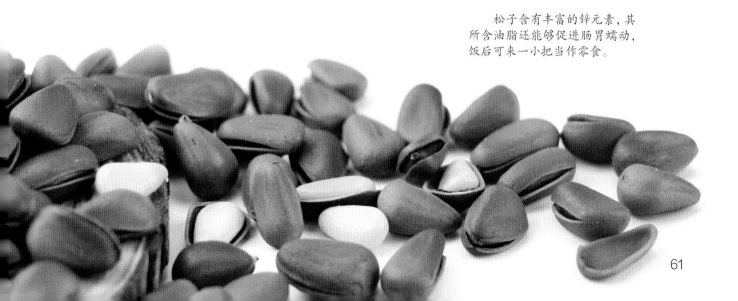

松子含有丰富的锌元素，其所含油脂还能够促进肠胃蠕动，饭后可来一小把当作零食。

## ❗ 孕2月饮食禁忌

### ✖ 不宜过量吃菠菜

菠菜含有丰富的叶酸，而叶酸能够预防胎宝宝发生脊柱裂、脑积水等神经系统问题。菠菜富含的B族维生素还可防止孕妈妈盆腔感染，预防抑郁、失眠等问题。但菠菜中含有草酸，会抑制非血红素铁的吸收，不宜过量食用。孕妈妈在食用菠菜前可以用开水焯一下，去除草酸。

### ✖ 不宜多吃酸

由于孕早期胎宝宝耐酸度低，孕妈妈食用过量加工过的酸味食物，会影响胚胎细胞正常的分裂增生，诱发遗传物质突变，容易致畸。若孕妈妈喜欢吃酸，可改食无害的天然酸味食物，如番茄、樱桃、杨梅、石榴、橘子、草莓、酸枣、葡萄等。

### ✖ 不要强迫自己进食

孕妈妈应尽量避免食用觉得恶心的食物，虽然不管什么好东西，多少都要吃一点，但不要为了胎宝宝补充营养而强迫自己进食，这样只会适得其反。如果实在吃不下东西，必要时可到医院营养科就诊，在营养医生的指导下服用营养补充剂。

## 🍴 一周瘦孕饮食清单

| 餐次 | 周一 | 周二 | 周三 |
|---|---|---|---|
| 早餐 | 山药牛奶燕麦粥1碗<br>花卷1个 | 三鲜馄饨1碗<br>酸奶1杯 | 花生紫米粥1碗<br>鹌鹑蛋4个 |
| 午餐 | 红豆饭1碗<br>香菇豆腐塔1份<br>韭黄炒鳝丝1份 | 米饭1碗<br>山药炒扁豆1份<br>茄汁大虾1份 | 米饭1碗<br>番茄炒山药1份<br>椰浆土豆炖鸡翅1份 |
| 晚餐 | 西葫芦饼1份<br>板栗扒白菜1份<br>番茄鸡片1份 | 米饭1碗<br>肉丝银芽汤1份<br>秋葵拌鸡肉1份 | 什锦饭1碗<br>时蔬拌蛋丝1份<br>橄榄菜炒四季豆1份 |
| 加餐 | 苹果1个<br>核桃2颗 | 猕猴桃1个<br>开心果1把 | 低脂酸奶1杯<br>葵花籽1把 |

注：除正餐外，孕妈妈如果感觉饿了，可以适当加餐。一周食谱中海带、紫菜不宜过多。

## 运动指导：适当运动缓解孕吐

本月孕妈妈会有一些妊娠反应，可以进行适当的运动，如去空气清新的公园散步、活动踝骨和脚尖关节等，不仅可以锻炼身体、改善心情，还能减轻妊娠反应。但是当孕吐等妊娠反应比较严重时，就不要强迫自己做运动，可以坐下来休息一会儿，看看户外的风景，让自己静下心来。

## 保健重点：保持身心舒适

### 挑选内裤要格外用心

怀孕期间，孕妈妈阴道分泌物增加，白带来得很频繁。为了保持私处清洁，可以用温开水冲洗外阴。还要选择面料柔软、透气、吸汗的内裤，最好是棉质的，以免引起过敏。

### 保持情绪稳定和心态平和

孕2月前后，胎宝宝能够敏锐地感受到妈妈的舒适与不快。如果孕妈妈情绪不稳定，宝宝出生后可能也会变得脾气暴躁和容易紧张，所以孕妈妈要学会疏导自己的情绪。

| 周四 | 周五 | 周六 | 周日 |
|---|---|---|---|
| 土豆蛋饼1份<br>五谷豆浆1杯 | 花卷1个<br>番茄炒鸡蛋1份 | 五谷粥1碗<br>煮鸡蛋1个 | 牛肉粥1碗<br>煮鸡蛋1个 |
| 米饭1碗<br>豆角炖排骨1份<br>清炒油麦菜1份 | 豆腐馅饼1份<br>芦笋炒百合1份<br>棒骨海带汤1份 | 黑豆饭1碗<br>西蓝花烧双菇1份<br>香菇山药鸡1份 | 什锦饭1碗<br>甜椒炒牛肉1份<br>秋葵拌鸡肉1份 |
| 番茄鸡蛋面1碗<br>宫保豆腐1份<br>珊瑚白菜1份 | 馒头1个<br>煎带鱼1份<br>凉拌番茄1份<br>青菜汤1份 | 虾仁粥1碗<br>香菇豆腐塔1份<br>豆角炖排骨1份 | 香菇肉粥1碗<br>黄花鱼豆腐煲半份<br>珊瑚白菜1份 |
| 牛奶紫米粥1碗<br>橙子1个 | 苹果玉米汤1碗<br>水果沙拉1碗 | 橘子1个<br>蔬菜沙拉1碗 | 草莓100克<br>松子1把 |

# 孕2月补锌食谱

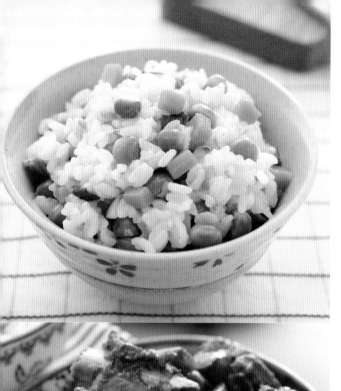

## 什锦饭
主食

**原料:** 大米100克,蘑菇、黄瓜、胡萝卜、豌豆、瘦肉各30克,盐适量。

**做法:** ①蘑菇、黄瓜、胡萝卜、瘦肉分别洗净,切丁;大米、豌豆分别淘洗干净。②所有食材放入锅中,加适量盐和水,用电饭锅焖熟即可。

**营养分析:** 什锦饭由多种食材搭配制作而成,营养成分相对均衡,色香味俱全。如果想补锌,不妨将瘦肉换成蛏干、牡蛎肉。

## 豆角炖排骨
炖菜

**原料:** 猪排骨、豆角各100克,姜片、蒜末、生抽、蚝油、白糖、植物油各适量。

**做法:** ①猪排骨洗净,切段;豆角洗净,切段。②油锅烧热,爆香姜片、蒜末,倒入猪排骨段,加生抽、蚝油和白糖,翻炒至排骨变色,加水,大火烧开。③调小火,倒入豆角段,炖煮至排骨、豆角熟透。

**营养分析:** 猪排骨可以给孕妈妈提供必需的优质蛋白、脂肪,尤其是丰富的铁,可预防贫血。

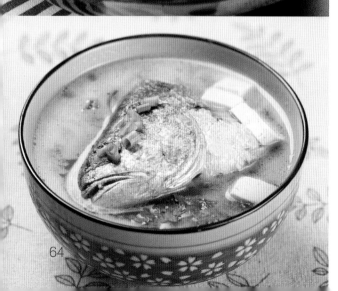

## 黄花鱼豆腐煲
炖菜

**原料:** 黄花鱼1条,豆腐100克,香菇4朵,笋片20克,高汤、葱花、料酒、盐、白糖、芝麻油、水淀粉、植物油各适量。

**做法:** ①黄花鱼处理干净,切成两段。②豆腐切小块;香菇洗净,切片。③油锅烧热,放入黄花鱼,煎至两面皮金黄时,加料酒、白糖、笋片、香菇片、高汤烧开。④放入豆腐块,转小火,炖至熟透,用水淀粉勾芡,加盐和葱花,淋入芝麻油即可。

**营养分析:** 黄花鱼含丰富的蛋白质、钙、铁、锌等营养素,有利于改善孕妈妈失眠、头晕等症状。

## 山药牛奶燕麦粥

原料:牛奶250毫升,燕麦、山药各50克,白糖适量。

做法:① 山药去皮洗净,切块。② 将牛奶倒入锅中,放入山药块、燕麦,小火煮,边煮边搅拌,煮至燕麦、山药熟烂,加白糖即可。

营养分析:燕麦低糖、易饱腹,富含膳食纤维,能促进胃肠蠕动,利于排便,有助降脂降糖,适合偏胖的孕妈妈食用。

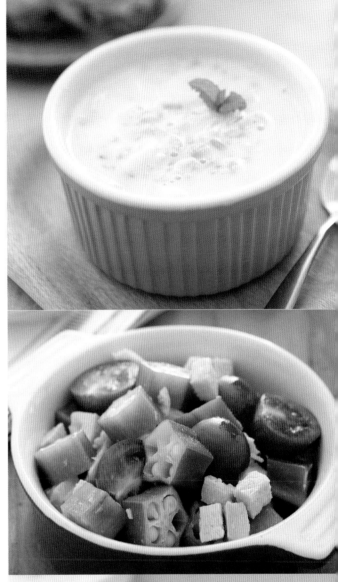

## 秋葵拌鸡肉

凉菜

原料:秋葵5个,鸡胸肉100克,圣女果5个,柠檬半个,盐、橄榄油各适量。

做法:①秋葵、鸡胸肉和圣女果洗净。②秋葵焯烫2分钟,捞出后过冷水再沥干;鸡胸肉煮熟,捞出沥干。③圣女果对半切开;秋葵去蒂,切小段;鸡胸肉切小块;橄榄油、盐放入小碗中,挤入几滴柠檬汁,搅拌均匀成调味汁。④秋葵段、鸡胸肉和圣女果装盘,淋上调味汁即可。

营养分析:秋葵热量较低,可溶性膳食纤维较多,与富含锌的鸡肉一起吃,不仅可以促进新陈代谢,还可以降低肉类胆固醇的摄入量。

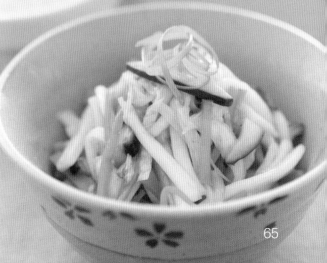

## 珊瑚白菜

小炒

原料:白菜半棵,干香菇4朵,胡萝卜半根,盐、姜丝、葱丝、白糖、醋、植物油各适量。

做法:①白菜洗净,切成细条,用盐腌透后挤去水分;干香菇用温水泡发,洗净切丝;胡萝卜去皮洗净,切丝,用盐腌后挤去水分。②油锅烧热,爆香姜丝、葱丝,再放入所有食材煸炒至熟,加盐、白糖、醋调味即可。

营养分析:白菜含有较多膳食纤维,可以促进孕妈妈胃肠蠕动,而酸甜口味可增进食欲。

# 孕3月（9~12周）

## 子宫像一个温暖的橙子

### 孕妈妈：妊娠反应更剧烈

这个月末，孕妈妈的子宫变得有拳头般大小，看上去像个橙子，已经开始压迫膀胱，造成孕妈妈尿频。胀大的子宫拉扯身体两侧的韧带，会引起腰酸背痛。孕妈妈的乳房更加膨胀，乳晕、乳头上开始有色素沉着，颜色发黑。这个时期的妊娠反应较之前更为明显。

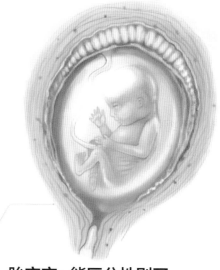

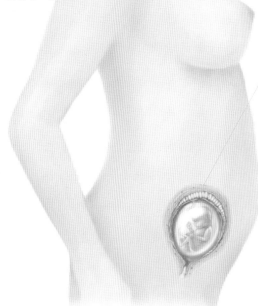

### 胎宝宝：能区分性别了

这个月胎宝宝的各种器官均已出现，神经管开始连接大脑和脊髓，心脏开始分成心房和心室，心跳很快，每分钟可达150次，是孕妈妈的2倍。泡在羊水里的胎宝宝，身上的小尾巴完全消失了，五官形状清晰可辨，还能够区分性别了。

### 体重管理：每周增重不超过150克

第11周和第12周开始，每周体重增长不宜超过150克。随着孕周的增加，孕妈妈的孕吐反应有所好转，但是不要因此暴饮暴食，在补充营养的同时仍要关注体重变化。

## 🔍 营养情况速查

　　本月孕妈妈的外形不会有明显改变，增加的体重可能连自己也不易察觉，也有些孕妈妈到了第3个月体重非但没有增加，反而出现了下降的趋势。体重下降的原因有两方面：一方面，如果怀孕前体重较重，此时体重增加的可能就会减少；另一方面，孕早期的食欲不振和孕吐等妊娠反应，导致孕早期体重轻度下降，这也是常见的现象。

## ✏️ 营养重点：膳食纤维、蛋白质

### 膳食纤维

　　怀孕后，由于胃酸减少，胃肠蠕动缓慢，很多孕妈妈都会受到便秘的困扰。膳食纤维有刺激消化液分泌、促进肠道蠕动、缩短食物在消化道通过的时间等作用，是改善便秘的得力助手。一般情况下，每天摄入500克蔬菜、250克水果就可以满足身体对膳食纤维的需求。

### 蛋白质

　　如果孕妈妈平时偏爱素食，现在更要加强对蛋白质的摄取。保证每周吃1次或2次鱼虾，每天1~2个鸡蛋、300~500毫升牛奶和75~100克肉类的摄入是必需的。

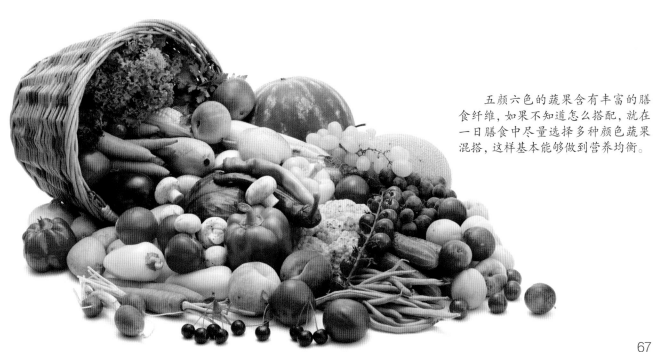

五颜六色的蔬果含有丰富的膳食纤维，如果不知道怎么搭配，就在一日膳食中尽量选择多种颜色蔬果混搭，这样基本能够做到营养均衡。

## ! 孕3月饮食禁忌

### ✖ 不宜喝煮很久的骨头汤

动物骨骼中所含的钙质，不论在多高的温度下也很难溶解，过久烹煮反而会破坏骨头中的蛋白质。骨头上总会带点肉，熬的时间长了，肉中脂肪析出，会增加汤的脂肪含量。熬骨头汤通常1个小时左右就可以了。

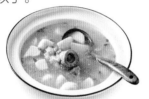

### ✖ 吃柑橘每天不超过3个

柑橘果香、汁多，营养丰富。但对孕妈妈来说，柑橘不能多吃。因为柑橘性温味甘，过量食用容易引起燥热而使人上火，出现口腔炎、牙周炎等。孕妈妈每天吃柑橘不应超过3个，总重量控制在250克以内。

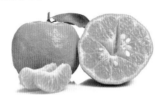

### ✖ 不宜吃腌制食品

腌制食品，如香肠、腌肉、熏鱼、熏肉等含有可导致胎宝宝畸形的亚硝胺，所以孕妈妈应少吃或不吃这类食品。此外，这类食品不够新鲜，营养也不够丰富，容易滋生细菌，会对孕妈妈和胎宝宝的健康产生不良影响。

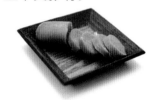

## 🥄 一周瘦孕饮食清单

| 餐次 | 周一 | 周二 | 周三 |
| --- | --- | --- | --- |
| 早餐 | 鸡丝麻酱荞麦面1碗<br>煎鸡蛋1个 | 台式蛋饼1份<br>牛奶1杯 | 杂粮蔬菜瘦肉粥1碗<br>酸奶1杯 |
| 午餐 | 米饭1碗<br>酸味豆腐炖肉1份<br>蒜蓉空心菜1份 | 米饭半碗<br>毛豆烧芋头1份<br>番茄鸡片1份 | 米饭1碗<br>下饭蒜焖鸡1份<br>芥菜干贝汤1份 |
| 晚餐 | 米饭1碗<br>山药虾仁1份<br>美味杏鲍菇1份 | 鲜虾乌冬面1碗<br>虾皮海带丝1份 | 米饭1碗<br>宫保素三丁1份<br>干烧黄花鱼半份 |
| 加餐 | 牛奶1杯<br>麦麸饼干2片 | 山药芝麻糊1碗<br>苹果1个 | 火龙果西米露1份<br>面包2片 |

注：除正餐外，孕妈妈如果感觉饿了，可以适当加餐。

## 运动指导：适当增加运动强度

孕妈妈可以在身体没有不适的前提下，适当进行一些运动，增加运动量，但不要增加运动强度，而要提高运动频率、延长运动时间。比如原本每周进行3次孕妇瑜伽，本月可以增加到每周4次或5次；每天散步30分钟，可以增加到每天40分钟等。

## 保健重点：警惕孕期抑郁症

### 喝孕妇奶粉有讲究

孕妇奶粉对营养素进行了一定的调整，所以比普通奶粉营养更均衡全面，相对也更容易消化吸收。但孕妈妈如果饮食均衡，食欲不错，胎宝宝发育良好，就不一定要选择孕妇奶粉。

如果孕妈妈每天都喝牛奶，可以按照每天1袋牛奶加上1杯孕妇奶粉的量来喝。如果孕妈妈不喝牛奶，建议每天喝1~2杯孕妇奶粉的量。需要摄入更多孕妇奶粉的孕妈妈，应咨询一下医生或营养师的意见，针对具体情况进行指导。

### 警惕孕期抑郁症

孕妈妈有时会感到有压力，只要定期进行深呼吸或冥想，身体会自然将压力释放出去。如果连续2周出现失眠、食欲差、悲伤、哭泣等问题，就要警惕患孕期抑郁症，应及时找心理医生谈一谈。

| 周四 | 周五 | 周六 | 周日 |
| --- | --- | --- | --- |
| 鸡蛋紫菜饼1份<br>凉拌番茄1份 | 红薯小米粥1碗<br>煮鸡蛋1个 | 牛奶核桃粥1碗<br>煮鸡蛋1个 | 粗粮面包1个<br>凉拌芹菜叶1份 |
| 米饭1碗<br>彩椒牛肉粒1份<br>圆白菜牛奶羹1份 | 米饭1碗<br>鱿鱼炒茼蒿1份<br>凉拌土豆丝1份 | 南瓜饼1份<br>翡翠烩鱼丸1份<br>甜椒炒牛肉1份 | 米饭1碗<br>香菇炒菜花1份<br>酱排骨1份<br>鸡血豆腐汤1份 |
| 米饭1碗<br>鲜蘑炒豌豆1份<br>红枣炖鹌鹑蛋1份 | 米饭1碗<br>牡蛎炒生菜1份<br>冬瓜排骨汤1份 | 虾仁粥1碗<br>金针菇拌肚丝1份<br>黑木耳油菜1份 | 香菇瘦肉粥1碗<br>柠檬煎鳕鱼1份<br>西芹虾仁百合1份 |
| 八宝粥1碗<br>草莓汁1杯 | 草莓100克<br>酸奶1杯 | 橙子1个<br>榛子1把 | 椰味红薯粥1碗<br>烤馒头片2片 |

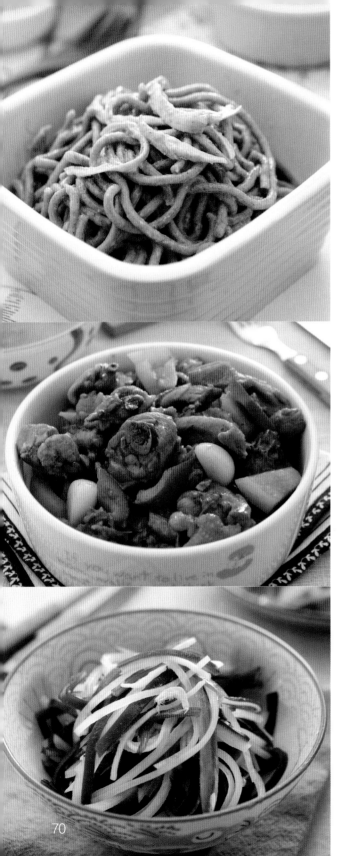

# 孕3月预防便秘食谱

### 鸡丝麻酱荞麦面 主食

**原料:** 荞麦面100克,鸡胸肉50克,芝麻酱、料酒各适量。

**做法:** ①鸡胸肉放凉水锅中,加料酒,煮20~30分钟;煮好捞出放凉,手撕成丝。②荞麦面煮熟捞出,放上鸡丝,加入芝麻酱拌均即可。

*营养分析:* 鸡丝麻酱荞麦面食材丰富,荞麦面富含膳食纤维,易于孕妈妈消化。

### 下饭蒜焖鸡 炖菜

**原料:** 鸡块100克,彩椒2个,去皮蒜瓣5个,姜片、料酒、海鲜酱、蚝油、白糖、植物油各适量。

**做法:** ①鸡块洗净,用蚝油腌制20分钟;彩椒洗净,切块。②油锅烧热,放入姜片、鸡块,小火煸炒至鸡肉渗出油脂,加料酒炒至酒气散味。③放入蒜瓣,翻炒至变色,加海鲜酱、蚝油、白糖、少量水,翻炒至鸡块上色;再加水没过鸡块,大火烧开,小火收汁,加彩椒块翻炒均匀即可。

*营养分析:* 带皮鸡肉含有较多的脂类物质,较肥的鸡建议去掉鸡皮再烹制。彩椒能够促进脂肪的新陈代谢,防止体内脂肪积存。

### 虾皮海带丝 凉菜

**原料:** 海带丝100克,虾皮50克,红椒丝、土豆丝、姜丝、盐、芝麻油、植物油各适量。

**做法:** ①油锅烧热,小火略煎红椒丝,盛起。②锅中加水烧开,将海带丝、土豆丝焯熟,捞出装盘,放凉后撒入姜丝、虾皮及红椒丝,加盐、芝麻油拌匀。

*营养分析:* 海带含碘丰富,能够为孕妈妈补碘。这道菜有多种蔬菜,膳食纤维丰富,能预防孕妈妈便秘。

## 杂粮蔬菜瘦肉粥 粥

原料:大米、糙米各50克,猪瘦肉30克,菠菜、虾皮、盐、植物油各适量。

做法:①大米、糙米分别淘洗干净,加水煮成杂粮粥;菠菜洗净,焯烫后切段;猪瘦肉洗净,切丝。②油锅烧热,爆香虾皮,放入瘦肉丝略炒,加水烧开,放入杂粮粥和菠菜段,煮熟后加盐即可。

营养分析:糙米中含有大量膳食纤维,能够促进胃肠蠕动,预防和缓解孕妈妈便秘。

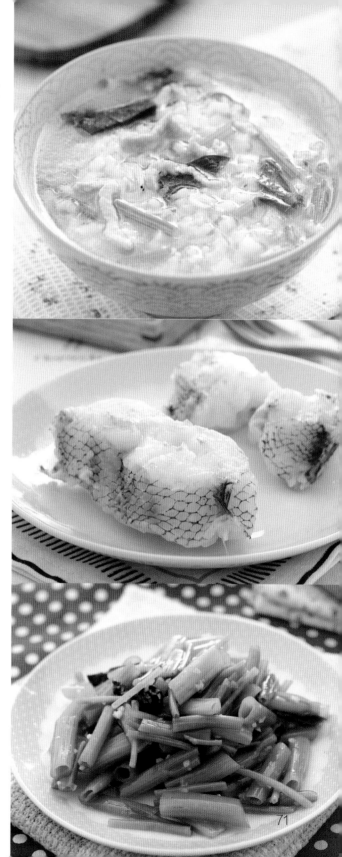

## 柠檬煎鳕鱼 煎菜

原料:鳕鱼肉1块(约200克),柠檬1个,盐、鸡蛋清、水淀粉、植物油各适量。

做法:①柠檬洗净,去皮榨汁;鳕鱼肉洗净,切块,加盐、柠檬汁腌制片刻。②将腌制好的鳕鱼块均匀地裹上鸡蛋清和水淀粉。③油锅烧热,放入鳕鱼块煎至两面金黄即可。

营养分析:鳕鱼脂肪含量低,所含的钙容易被人体吸收,可以防止孕妈妈缺钙。一般建议孕妈妈每个月食用2次或3次。

## 蒜蓉空心菜 凉菜

原料:空心菜250克,蒜末、盐、芝麻油各适量。

做法:①空心菜洗净,焯烫断生,捞出沥干后切段。②用少量温开水调匀蒜末、盐后,浇入芝麻油,调成调味汁。③将调味汁和空心菜段拌匀即可。

营养分析:空心菜所含的膳食纤维能降低胆固醇、甘油三酯,具有降脂减肥的功效,偏胖的孕妈妈尤其适合吃。但要注意,空心菜含有草酸,吃之前要用开水焯一下,去除草酸,以免草酸在肠道内与钙结合,影响钙的吸收。

# 孕4月（13~16周）

会做鬼脸的小可爱

## 孕妈妈：胃口好多了

这个阶段孕妈妈的食欲开始增加，可以适当吃一些喜欢吃但因为担心发胖而不敢吃的东西。到了孕4月，孕妈妈下腹部开始隆起，子宫已如婴儿头一般大小，乳房继续增大，乳晕颜色变深。白带、腹部沉重感及尿频依然存在。

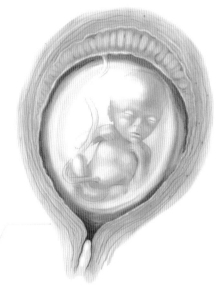

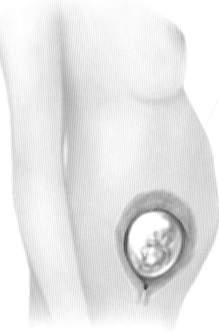

## 胎宝宝：大脑迅速发育

这个月胎宝宝的头渐渐伸直，胎毛、头发、乳牙也迅速生长，有时会做吮吸手指、扮鬼脸等动作。胎宝宝的大脑明显地分成了6个区，皮肤逐渐变厚而不再透明。到16周末，胎宝宝身长可达16厘米，体重可达150克。

### 📷 体重管理：每周增重不超过350克

本月进入舒适的孕中期，孕妈妈的食欲好了起来。由于胎宝宝发育需要热量，孕妈妈在保证主食摄入量的同时，也要控制体重，少吃多餐，避免体重增长过快，每周增长以不超过350克为宜。

## 🔍 营养情况速查

因为妊娠反应减小，这个月很多孕妈妈会出现体重增长过快的情况，有的甚至1个月就能长2.5~3千克。切记体重如果不加控制，会导致营养过剩甚至产出巨大儿的情况出现。孕4月也是胎宝宝的快速发育期，如果孕妈妈摄入的营养素不足，胎宝宝就会同母体抢夺营养素。因此，孕妈妈要保证营养补充。

## ✏️ 营养重点：钙、DHA、维生素D

### 钙

胎宝宝的恒牙胚在孕4月时开始发育，如果钙摄入量不足，胎宝宝就会从孕妈妈的骨骼中夺走骨钙，可能会给孕妈妈带来小腿抽筋、下肢麻木、牙齿松动、腰酸背痛等。每日饮用200~300毫升牛奶就能够满足孕中期钙需求量的1/3。

### DHA

DHA对胎宝宝的脑神经细胞发育非常重要。建议孕妈妈从妊娠4个月起适当补充DHA。安全补充DHA，应当每周至少吃1次或2次鱼，或者选用DHA制品，如海藻油等。

### 维生素D

维生素D可促进钙、磷的吸收和在骨骼中的沉积，如果缺乏，会影响胎宝宝骨骼和牙齿的发育。它主要存在于海鱼、动物肝脏、蛋黄和瘦肉中。多晒太阳也有助于人体自身合成维生素D。

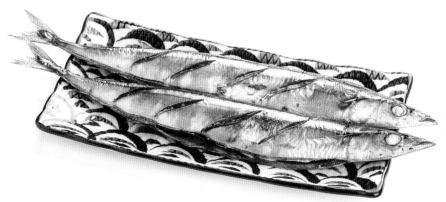

秋刀鱼含有人体不可缺少的EPA、DHA等不饱和脂肪酸。孕妈妈每周吃1~2条煎秋刀鱼有利于胎宝宝的大脑发育。但注意烹饪时不要放太多油。

## ❗ 孕4月饮食禁忌

### ❌ 不要一次吃得过饱

本月孕妈妈可以解除"食禁",吃一些喜欢吃的东西。但此时进食有一个原则:再好吃、再有营养的食物都不要一次吃得过多、过饱,或一连几天大量吃同一种食物。

### ❌ 不宜吃生鱼片

生鱼片鲜美可口,质地软嫩,而且蛋白质、维生素和矿物质含量丰富,是很多人都非常喜爱的食物。不过,由于生鱼片缺少加热烹饪的过程,可能存在寄生虫和病菌,给胎宝宝带来伤害,馋嘴的孕妈妈还是不要冒险吧!

### ❌ 应少吃或不吃方便食品

有些孕妈妈喜欢吃方便面、可冲调豆浆、速冻水饺等方便食品,觉得便捷、味道好,也有的孕妈妈因工作繁忙,将方便食品作为主食。但这种不良的饮食习惯很容易造成孕妈妈营养不均衡,严重者还会影响胎宝宝生长发育。

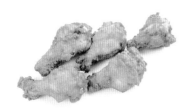 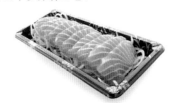 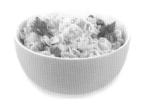

## 🍴 一周瘦孕饮食清单

| 餐次 | 周一 | 周二 | 周三 |
|---|---|---|---|
| 早餐 | 水果酸奶吐司1份 | 手卷三明治1份<br>牛奶1杯 | 肉末菜粥1碗<br>煮鸡蛋1个 |
| 午餐 | 米饭1碗<br>松仁鸡肉卷1份<br>番茄炒山药1份<br>青菜蘑菇汤1份 | 米饭1碗<br>奶酪鸡翅1份<br>意式蔬菜汤1份 | 米饭1碗<br>鱼香肝片1份<br>莴笋炒口蘑1份<br>苹果玉米汤1份 |
| 晚餐 | 什锦饭半碗<br>椒盐玉米1份<br>蒸龙利鱼柳1份 | 香菇肉粥1碗<br>香杞牛柳1份<br>炒三脆1份 | 米饭1碗<br>清蒸鲈鱼半份<br>荷塘小炒1份 |
| 加餐 | 梨1个<br>小米粥1碗 | 烤馒头片2片<br>猕猴桃酸奶1份 | 板栗5颗<br>水果酸奶1杯 |

注:除正餐外,孕妈妈如果感觉饿了,可以适当加餐。

## 运动指导：不要维持一个姿势太久

职场孕妈妈工作一天，会在不知不觉之中维持同一个姿势很长时间，这样不仅容易导致血液不流畅，还有可能造成宫缩，所以在休息间隙，不妨起身做些简单的运动，如活动活动踝关节、轻压脚背等，在办公室或走廊散散步，让孕期工作更加舒服。

## 保健重点：注意口腔卫生

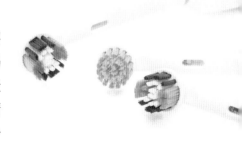

### 注意口腔问题

妊娠期，许多口腔疾病容易出现或加重。所以，孕妈妈每次进餐后要记得漱口，每天至少刷2次牙，每日使用牙线清洁牙齿，还可以用冲牙器。少用含氟牙膏，防止氟影响胎宝宝大脑神经元的发育。

### 避免长时间用眼

可吃些富含 $\beta$ - 胡萝卜素的食物，如胡萝卜、番茄、南瓜等。同时，避免长时间看电脑和手机，感到眼睛不舒服时不要用手揉，也不可随意用眼药水和眼药膏，若情况严重，应立即就医。

| 周四 | 周五 | 周六 | 周日 |
|---|---|---|---|
| 雪菜肉丝汤面1碗 | 黑米粥1碗<br>奶黄包1个 | 无花果粥1碗<br>煎鸡蛋1个 | 红薯小米粥1碗<br>煮鸡蛋1个 |
| 海鲜炒饭半碗<br>芋头排骨汤1份<br>京酱西葫芦1份 | 米饭1碗<br>番茄炒鸡蛋1份<br>凉拌藕片1份<br>鸭肉冬瓜汤1份 | 米饭1碗<br>清炒豆角1份<br>香菇山药鸡1份<br>蛋花汤1份 | 米饭1碗<br>银耳拌豆芽1份<br>山药五彩虾仁1份 |
| 米饭1碗<br>猪肉焖扁豆1份<br>黄豆海带丝1份 | 米饭1碗<br>西芹炒百合1份<br>鱼头黑木耳汤1份 | 馒头1个<br>煎带鱼1份<br>凉拌空心菜1份 | 二米粥1碗<br>京酱西葫芦1份<br>孜然鱿鱼1份 |
| 木瓜炖雪梨1份<br>牛奶1杯 | 南瓜饼1份<br>酸奶1杯 | 五谷豆浆1杯<br>全麦面包1片 | 酸奶1杯<br>西米火龙果1杯 |

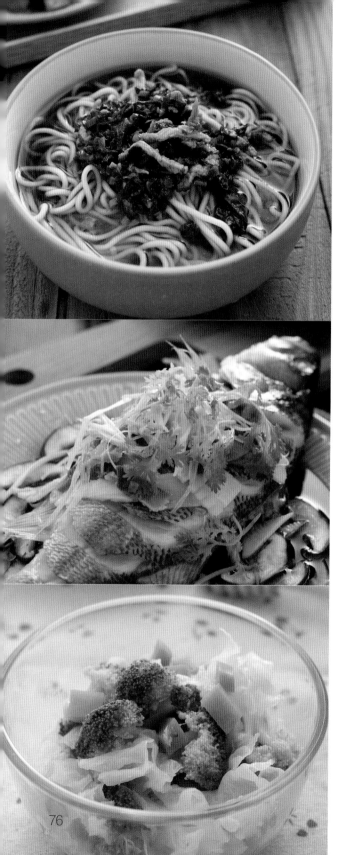

# 孕4月补钙食谱

## 雪菜肉丝汤面 主食

**原料:** 面条100克,猪肉丝50克,雪菜、生抽、盐、料酒、葱花、姜末、高汤、植物油各适量。

**做法:** ①雪菜洗净,浸泡2小时,捞出沥干,切碎末;猪肉丝洗净,加料酒拌匀。②油锅烧热,下葱花、姜末、肉丝煸炒,至肉丝变色,再放入雪菜末翻炒,加料酒、酱油、盐,拌匀盛出。③煮熟面条,挑入盛适量生抽、盐的碗内,舀入适量高汤,再把炒好的雪菜肉丝均匀地覆盖在面条上即可。

**营养分析:** 雪菜较粗硬,含有膳食纤维,可促进体内废弃物的排出。腌制后的雪菜能增进食欲,帮助消化,但孕妈妈不宜多吃。

## 清蒸鲈鱼 蒸菜

**原料:** 鲈鱼1条,鲜香菇4朵,熟火腿20克,笋片30克,香菜叶、盐、料酒、生抽、姜丝、葱丝各适量。

**做法:** ①鲈鱼处理干净,抹少许盐、料酒略腌,放入蒸盘中;鲜香菇洗净,切片,摆在鱼身内及周围处。②火腿切片,与笋片一同码在鱼身上,将姜丝、葱丝放在鱼身上。③锅中加适量水烧开,放入蒸盘,大火蒸8~10分钟,鱼熟后取出,倒掉腥水,淋上生抽、撒上香菜叶即可。

**营养分析:** 鲈鱼含有丰富的钙,清蒸的做法热量低,不会因为营养过剩而导致孕妈妈肥胖,营养流失较少。

## 炒三脆 小炒

**原料:** 干银耳10克,胡萝卜、西蓝花各50克,水淀粉、盐、姜片、芝麻油、植物油各适量。

**做法:** ①干银耳用温水泡软,去蒂撕成小朵;胡萝卜去皮洗净,切丁;西蓝花洗净,掰成小朵。②锅中加水烧开,西蓝花焯烫断生,捞出沥干。③油锅烧热,爆香姜片,放入银耳、西蓝花、胡萝卜丁翻炒片刻,调入水淀粉和盐,拌炒至匀后淋上芝麻油即可。

**营养分析:** 银耳富含天然植物性胶质,孕妈妈经常食用可以润肤美容;还含膳食纤维,可促进肠胃蠕动。

## 煎带鱼

煎菜

**原料:**带鱼1条, 盐、黑胡椒粉、白糖、橄榄油各适量。

**做法:**①带鱼处理干净, 擦干水, 切成小段。②白糖、盐、黑胡椒粉混合成调料, 均匀撒在带鱼段上, 腌制40分钟。③热锅凉油, 将带鱼段滑入锅中, 鱼皮微皱时翻面, 煎至两面金黄即可。

**营养分析:** 鱼肉含有优质蛋白, 脂肪含量却很低; 鱼肉中还含有丰富的钙、锌等, 有利于胎宝宝大脑发育和神经发育。

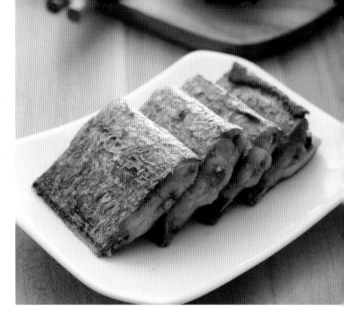

## 荷塘小炒

小炒

**原料:**莲藕100克, 胡萝卜、荷兰豆各50克, 干黑木耳、盐、水淀粉、植物油各适量。

**做法:**①干黑木耳用温水泡发, 洗净, 撕成小朵; 荷兰豆洗净; 莲藕去皮洗净, 切片; 胡萝卜去皮洗净, 切片; 水淀粉加盐调成芡汁。②胡萝卜片、荷兰豆、黑木耳、藕片分别焯烫断生, 捞出沥干。③油锅烧热, 倒入食材翻炒出香味, 浇入芡汁勾芡即可。

**营养分析:** 莲藕中含有黏液蛋白和膳食纤维, 能与食物中的胆固醇及甘油三酯相结合, 使其排出体外, 从而减少孕妈妈对脂类的吸收。

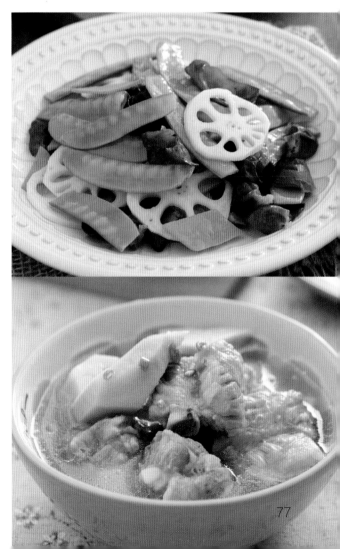

## 芋头排骨汤

汤

**原料:**排骨100克, 芋头200克, 料酒、葱花、姜片、盐各适量。

**做法:**①芋头去皮洗净, 切块; 排骨洗净, 切段, 汆烫, 去浮沫后捞出沥干。②排骨、姜片、料酒放入锅中, 加水大火烧开, 转中火焖煮15分钟。③拣出姜片, 加入芋头块和盐, 小火慢煮45分钟, 最后撒上葱花即可。

**营养分析:** 芋头为碱性食物, 能中和体内的酸性物质, 防止孕妈妈胃酸过多。排骨富含钙质, 孕妈妈多吃有助于胎宝宝的骨骼发育。

# 孕5月（17~20周）

期待已久的胎动

### 孕妈妈：感受到胎动啦

因为胎宝宝越来越大，本月孕妈妈会感受到胎动非常频繁，直到后期子宫被撑满。从现在开始，孕妈妈的宫底每周大约升高1厘米，腰身也会变粗，动作也开始笨拙了。

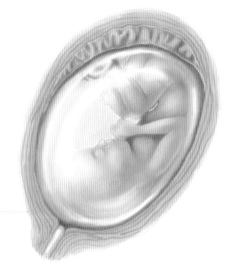

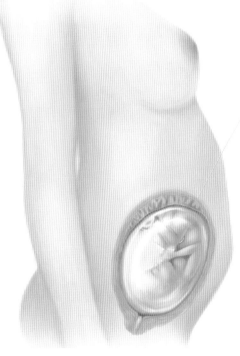

### 胎宝宝：能听到声音了

本月胎宝宝的循环系统、尿道开始工作，听力形成，可以听见孕妈妈的心跳、血液流动、肠鸣和说话声。胎宝宝身体皮肤呈半透明，骨骼开始变硬，会对光线有所反应。

### 体重管理：每周增重不超过300克

本月孕妈妈进入体重增长高峰期。在补充营养的同时要注意监测体重，每周体重增长不宜超过300克。如果体重变化低于预期，不必沮丧，分析饮食日记，科学调整饮食，配合运动即可。

## 🔍 营养情况速查

| 测量指标 | 上限 | 下限 | 标准 |
|---|---|---|---|
| 满20周宫高（厘米） | 15.3 | 21.4 | 18.0 |
| 满20周腹围（厘米） | 76.0 | 89.0 | 82.0 |

　　进入孕5月，孕妈妈已经具有明显的孕妇体形了。很多孕妈妈在这个月每周体重平均增长都会超过350克的标准值。孕妈妈可以根据营养情况速查，看看自己的宫高和腹围是否在正常范围以内，并结合体重做三方面的综合考虑。也可以根据本书第30页的营养缺乏情况自测表，检查自己的营养情况，进行有针对性的补充。

## 💊 营养重点：铁、维生素A

### 铁

　　怀孕时孕妈妈体内血容量扩张，胎宝宝和胎盘快速增长，铁的需求量猛然增加，孕妈妈每天一定要摄入足够的铁元素。如果孕妈妈严重贫血，会造成胎宝宝发育迟缓或智力低下，危害母子健康。动物肝脏、动物血、瘦肉等都是补铁不错的选择。

### 维生素 A

　　维生素A以对视力的重要性而闻名，也是骨骼正常发育的必需营养素，如果缺乏，易造成免疫系统异常。鉴于过量补充维生素A会引发中毒，建议孕妈妈选用 β - 胡萝卜素来代替维生素A。平时适当多吃胡萝卜、菜花、木瓜等就能够预防维生素A缺乏。

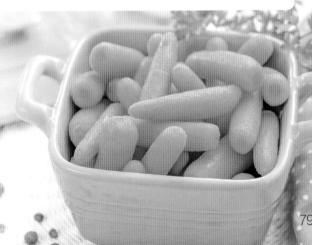

很多黄色食物，如胡萝卜、木瓜、南瓜、柑橘等，含有丰富的 β - 胡萝卜素，过量食用会皮肤发黄。以胡萝卜为例，孕妈妈每天吃一小根就可以了。

## ! 孕5月饮食禁忌

### ✖ 不宜多吃盐

怀孕期间易患水肿和血压高，因此不宜多吃盐。孕妈妈吃得过咸，可能会导致体内钠水潴留，引起浮肿，影响胎宝宝正常发育。建议孕妈妈每天盐摄入量少于6克。

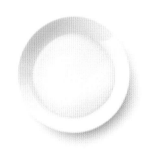

### ✖ 不宜吃热性香料食物

大料、茴香、花椒、胡椒、桂皮、五香粉、辣椒粉等都属于热性香料，有一定的刺激性，很容易消耗肠道水分，使胃肠腺体分泌减少，加重孕期便秘。

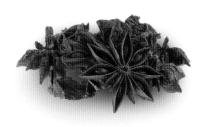

### ✖ 不宜生吃生蚝

很多孕妈妈喜欢生吃生蚝。但是生蚝里可能存在一些细菌或病毒，处理不干净容易引起病毒感染性腹泻，而腹泻可能会导致流产。孕妈妈要少吃，如果实在想吃，可以将生蚝做熟。

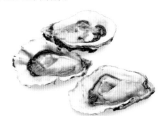

## ⚘ 一周瘦孕饮食清单

| 餐次 | 周一 | 周二 | 周三 |
|---|---|---|---|
| 早餐 | 牛油果三明治1份<br>酸奶1杯 | 阳春面1碗<br>煮鸡蛋1个 | 香菇瘦肉粥1碗<br>玉米面馒头1个 |
| 午餐 | 米饭1碗<br>葱爆羊肉半份<br>豌豆炒虾仁1份<br>小白菜豆腐汤1份 | 米饭1碗<br>三丝黑木耳1份<br>煎酿豆腐1份 | 米饭1碗<br>百合炒牛肉1份<br>鱼香茭白1份<br>小白菜虾皮汤1份 |
| 晚餐 | 豆角焖米饭1碗<br>鸡蛋玉米羹1份<br>清炒油麦菜1份 | 米饭1碗<br>菠菜鸡煲1份<br>口水杏鲍菇1份 | 红豆饭半碗<br>香煎三文鱼1份<br>番茄鸡蛋汤1份 |
| 加餐 | 葵花籽1把<br>香蕉1根 | 葡萄150克<br>酸奶1杯 | 莲子红枣羹1碗<br>牛奶1杯 |

注：除正餐外，孕妈妈如果感觉饿了，可以适当加餐。

## 运动指导：常去户外散步

户外散步不但有利于孕妈妈的身心健康，也方便胎宝宝通过妈妈的眼睛、声音去认识这个世界，通过妈妈的身体去感知世界上美妙的一切，可以预先掌握生活中的智慧和常识，同时这也是胎教的一种方式。胎宝宝可以通过妈妈的描述，认识到什么是树木，什么是小草，什么是天空中飞过的小鸟，什么是路旁行驶过的自行车……孕妈妈可以把看到的、听到的一一讲给胎宝宝听，这对胎宝宝的大脑发育有很好的促进作用。

## 保健重点：避免接触铅

### 避免接触铅

铅过量会导致孕妈妈神经系统异常，出现贫血、头晕等症状。注意一些生活细节，如勤剪指甲、不用含铅护肤品和化妆品、蔬果食用前要洗净、不吃含铅食品等，可以防止铅中毒。

### 注意补钙防止腿抽筋

血液中缺钙，会导致孕妈妈出现腿抽筋现象，所以要多吃虾米、黑木耳、芝麻等含钙丰富的食物，如虾米炖豆腐等；也可以多吃些奶制品，既有助于减少腿抽筋现象，还有助于睡眠。

奶酪含有丰富的钙质，但是热量较高，孕妈妈不能贪嘴，餐前吃一小块即可。

| 周四 | 周五 | 周六 | 周日 |
| --- | --- | --- | --- |
| 时蔬蛋饼1份<br>豆浆1杯 | 红薯小米粥1碗<br>煮鸡蛋1个 | 牛奶核桃粥1碗<br>牛肉蒸饺2个 | 酸奶1杯<br>粗粮面包1个 |
| 米饭1碗<br>豌豆炒虾仁1份<br>糖醋小排半份<br>蚝油生菜1份 | 米饭1碗<br>鸡蛋羹1份<br>鱿鱼炒茼蒿1份<br>凉拌土豆丝1份 | 南瓜饼1份<br>西蓝花烧双菇1份<br>甜椒炒牛肉1份<br>蛋花汤1份 | 米饭1碗<br>香菇炒菜花1份<br>酱排骨1份<br>鸡血豆腐汤1份 |
| 什锦蘑菇饭1碗<br>冬瓜蛤蜊汤1份<br>双椒里脊丝1份 | 米饭1碗<br>牡蛎炒生菜1份<br>海带鸭肉汤1份 | 虾仁粥1碗<br>金针菇拌肚丝1份<br>黑木耳油菜1份 | 香菇肉粥1碗<br>炒鱼片1份<br>西芹百合炒肉1份 |
| 苹果1个<br>酸奶1杯 | 草莓100克<br>酸奶1杯 | 橙子1个<br>榛子1把 | 烤馒头片3片<br>火龙果1个 |

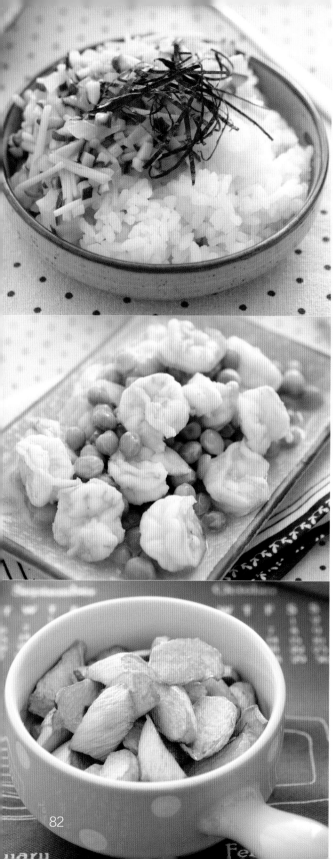

# 孕5月补铁食谱

## 什锦蘑菇饭 主食

原料: 米饭1碗, 鲜香菇、草菇各2朵, 金针菇1小把, 杏鲍菇1个, 海苔1片, 洋葱、盐、植物油各适量。

做法: ①鲜香菇、草菇洗净, 切片; 金针菇洗净, 切段; 杏鲍菇、洋葱去皮洗净, 切粒; 海苔切丝。②油锅烧热, 爆香洋葱, 将切好的香菇丝、草菇丝、金针菇段、杏鲍菇粒放入锅中炒出香味, 加盐、水略煮。③米饭加热, 把炒好的蘑菇带汤汁倒在米饭上, 撒上海苔丝即可。

营养分析: 菇类蛋白质含量虽然没有肉类高, 但比蔬菜高好几倍, 而且低热量、低脂肪, 又富含膳食纤维等, 可以增强孕妈妈的免疫力。

## 豌豆炒虾仁 小炒

原料: 虾仁、豌豆各50克, 盐、水淀粉、芝麻油、植物油各适量。

做法: ①虾仁洗净, 去虾线; 豌豆洗净, 焯烫断生。②油锅烧热, 将虾仁入锅, 快速划散后倒入漏勺中控油。③锅中留少许底油, 放入豌豆翻炒, 再加入盐和少量水, 随即放入虾仁, 用水淀粉勾薄芡, 颠翻几下, 淋上芝麻油即可。

营养分析: 豌豆富含人体所需的多种营养物质, 尤其是优质植物蛋白; 虾仁含有优质动物蛋白, 两者通吃可以达到蛋白质互补。虾仁还富含铁元素, 孕妈妈一周可吃2次或3次。

## 鱼香茭白 小炒

原料: 茭白4根, 料酒、鱼露、水淀粉、生抽、姜丝、葱花、植物油各适量。

做法: ①茭白去皮洗净, 切块, 焯烫1分钟, 捞出沥干; 将所有调料调成鱼汁。②油锅烧热, 下茭白炸至表面微微焦黄, 捞出控油。③锅中留少许底油, 下茭白块、鱼汁翻炒均匀, 收汁撒上葱花。

营养分析: 茭白热量低、水分多, 食用后易有饱腹感, 适合偏胖的孕妈妈食用, 还能辅助治疗水肿。

## 香菇瘦肉粥

原料:大米、小米、糙米各30克,猪瘦肉50克,鲜香菇3朵,葱花、盐、植物油各适量。

做法:①大米、小米、糙米分别淘洗干净;猪瘦肉洗净,切丁;鲜香菇洗净,切丁。②油锅烧热,倒入鲜香菇丁爆香后加水烧开,加入大米、小米、糙米、猪瘦肉丁,煮至米花汤稠。出锅前加盐调味,撒上葱花即可。

营养分析: 大米、小米养胃,糙米助消化、降低胆固醇,糙米中还含有锌、铬等微量元素,有利于提高胰岛素的敏感性,对患糖尿病的孕妈妈尤为适宜。

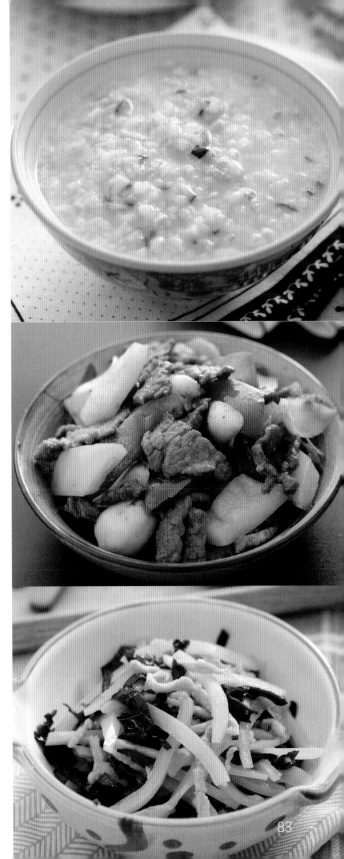

## 百合炒牛肉

小炒

原料:牛肉、百合各100克,甜椒片、盐、生抽、植物油各适量。

做法:①百合掰成小瓣,洗净;牛肉洗净,切成薄片放入碗中,用生抽抓匀,腌制20分钟。②油锅烧热,倒入牛肉片,大火快炒,随即加入甜椒片、百合瓣,翻炒至牛肉全部变色,加盐调味后即可。

营养分析: 孕妈妈一周吃3次或4次瘦牛肉,每次60~100克,可以预防缺铁性贫血,并能增强免疫力。孕妈妈对铁和锌的需求较高,吃牛肉可以补两样,所以可以适当多吃。

## 三丝黑木耳

小炒

原料:猪瘦肉50克,干黑木耳5克,甜椒、蒜末、盐、生抽、干淀粉、植物油各适量。

做法:①干黑木耳用温水泡发,洗净,切丝;甜椒洗净,切丝。②猪瘦肉洗净,切丝,加生抽、干淀粉拌匀腌15分钟。③油锅烧热,爆香蒜末,放入猪肉丝翻炒,再将黑木耳丝、甜椒丝放入炒熟,加盐调味即可。

营养分析: 猪肉和黑木耳含铁量丰富,搭配食用,是孕期补铁的好搭档。

# 孕6月（21~24周）

有模有样的小人儿

### 孕妈妈：开始分泌初乳

孕6月，孕妈妈可能会发现膨胀的乳房开始分泌稀薄的淡黄色乳汁，这就是初乳。同时，肚子越来越凸出，体重日益增加。增大的子宫压迫了肺部，容易气喘吁吁。因为肚子的重心前移，走路姿势也明显改变，越来越有孕妈妈的样子了。

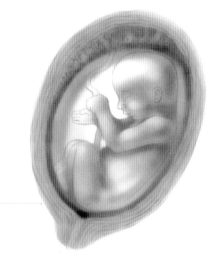

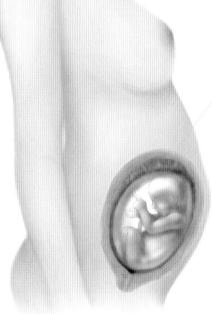

### 胎宝宝：会吞咽羊水了

由于皮下脂肪尚未产生，皮肤皱皱的，胎宝宝现在就像个小老头，身上覆盖了一层白色的、滑腻的胎脂，用以保护皮肤免受羊水的伤害。这个月末，胎宝宝体重会达到630克，身长有30厘米，通过不断吞咽羊水使自己的呼吸系统加速发育。

### 体重管理：每周增重不超过350克

除了每天测量、记录体重外，孕妈妈还可以量一量自己的宫高和腹围，综合这三个方面，能更好地判断体重增长是否合理。若孕妈妈出现体重不增长的情况，就要去医院检查。

## 🔍 营养情况速查

| 测量指标 | 上限 | 下限 | 标准 |
|---|---|---|---|
| 满24周宫高（厘米） | 22.0 | 25.1 | 24.0 |
| 满24周腹围（厘米） | 80.0 | 91.0 | 85.0 |

孕妈妈的体重现在平均每周增长350克，不过有些孕妈妈每周只增长300克，也有些可能增长500~1000克，要判断自己是营养摄入过量还是摄入不足，要根据体重、宫高、腹围这三方面综合考虑。此外，还要结合孕前的体重来考虑。孕前体重偏低的现在体重可能会增长得快一些，孕前体重偏高的现在增长得可能会慢一些。

## ✏️ 营养重点：脂肪、碳水化合物、蛋白质

### 脂肪

孕6月，胎宝宝的大脑进入发育高峰期。脂肪是构成脑组织很重要的营养物质，此时必须重视优质脂肪的摄入。孕妈妈不必因为会发胖而对脂肪说"不"，鱼、坚果中含有的亚油酸、α-亚麻酸及DHA等不饱和脂肪酸，就是非常有益于胎宝宝大脑发育的物质。

### 碳水化合物

碳水化合物是胎宝宝新陈代谢必需的营养素。胎宝宝在孕中期会消耗掉孕妈妈更多的热量来长身体，所以维持碳水化合物的足量供应很重要。谷薯类、水果、坚果、蔬菜等，都是碳水化合物的良好来源。

### 蛋白质

胎宝宝的身体器官在迅速发育。世界卫生组织建议，孕妈妈在孕中期，每日应增加摄入优质蛋白15克，相当于300毫升牛奶加1个鸡蛋或75克瘦肉。如果以植物性食品为主，则每日应增加摄入40克干大豆或200克豆腐、75克豆腐干、200克主食。

## ！孕6月饮食禁忌

### ✔ 宜吃应季食物

孕妈妈应根据季节来选择进补的食物，少吃反季节食物。比如春季可以适当吃些野菜，夏季可以多吃些水果羹，秋季食山药，冬季补羊肉等。孕妈妈要结合自身的情况，选取合适的食物进补，做到"吃得对，吃得好"。

### ✖ 不宜吃得过细

孕妈妈分泌大量的孕激素，使胃酸分泌减少，胃肠道肌肉张力下降、蠕动能力减弱。有些孕妈妈会摄入许多富含蛋白质和脂肪的食物，却减少蔬果的摄入量，导致膳食纤维的缺失，粪便和杂质就难以排出体外。

### ✖ 吃饭不宜吃得太快

孕妈妈吃饭时一定要细嚼慢咽，如果吃得过快，食物未经充分咀嚼就进入胃肠道，会影响人体对食物的消化、吸收，久而久之，孕妈妈得不到足够多的营养，就容易营养不良，健康势必受到影响。

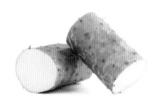
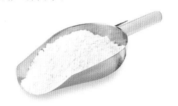

## 🍴 一周瘦孕饮食清单

| 餐次 | 周一 | 周二 | 周三 |
|---|---|---|---|
| 早餐 | 芹菜虾皮燕麦粥1碗<br>鹌鹑蛋4个 | 小白菜锅贴1份<br>五谷豆浆1杯 | 番茄鸡蛋面1碗 |
| 午餐 | 米饭1碗<br>黄花鱼炖茄子1份<br>松仁玉米1份 | 米饭1碗<br>鱼香肉丝1份<br>南瓜紫菜鸡蛋汤1份 | 米饭1碗<br>酱牛肉1份<br>香菇炒茭白1份 |
| 晚餐 | 米饭1碗<br>口蘑肉片1份<br>丝瓜金针菇1份 | 香菇瘦肉粥1碗<br>家常豆腐1份<br>清蒸茄泥1份 | 米饭1碗<br>草菇烧芋头半份<br>莴笋炒山药1份 |
| 加餐 | 低脂牛奶1杯<br>全麦面包1片 | 核桃2颗<br>香蕉拌酸奶1份 | 水果沙拉1份<br>酸奶1杯 |

注：除正餐外，孕妈妈如果感觉饿了，可以适当加餐。

## 🏃 运动指导：轻拍小游戏

当胎宝宝踢孕妈妈肚皮时，孕妈妈可以轻轻拍打一下被踢的部位，然后静静地等待小家伙的第二脚。一般在1~2分钟后，胎宝宝会再踢，这时候再轻拍几下。孕妈妈可以试着改变拍的地方，神奇的是，胎宝宝会向再拍的地方踢，此时要注意再拍的位置离原胎动的位置不要过远。如果胎宝宝用力挣脱或蹬腿反对，就要马上停止，等过几天胎宝宝适应之后再继续进行。

## ⚪ 保健重点：注意乳腺健康

### 产检时顺便看乳腺

怀孕后，孕妈妈的乳房会有点微微胀痛，而且变得特别敏感。随着月份增加，乳头、乳晕也会变大，颜色变深，到孕晚期就会变成枣黑色。孕妈妈产检时可以顺便看看乳腺，为产后哺乳做准备。

### 晒太阳时要注意防晒

孕妈妈要多到户外晒晒太阳，虽然不建议涂防晒霜，但外出时要戴上帽子或打遮阳伞，防止被晒伤。平时也可吃些新鲜蔬菜和水果，摄取足够的维生素C，但是千万不要为了美丽而使用美白产品，美白产品往往含有重金属元素。

对于超重的孕妈妈来说，可以用番茄来代替水果。番茄热量低，还富含维生素C，有润肤美白之效，且天然无副作用。

| 周四 | 周五 | 周六 | 周日 |
|------|------|------|------|
| 萝卜虾泥馄饨1碗 | 小米鸡蛋粥1碗<br>拌豆腐干丝1份 | 南瓜饼1份<br>牛奶1杯 | 牛奶核桃粥1份<br>煮鸡蛋1个 |
| 米饭1碗<br>土豆烧鸡块1份<br>蜜汁豆腐干1份 | 香椿蛋炒饭1碗<br>百合炒肉1份<br>清炒油麦菜1份 | 米饭1碗<br>金针菇拌肚丝1份<br>鱼头豆腐羹1份 | 米饭1碗<br>清水虾1份<br>香菇炒菜花1份 |
| 虾仁蛋炒饭1碗<br>豆皮炒肉丝1份<br>地三鲜1份 | 馒头1个<br>玉米炒鸡块1份<br>彩椒炒腐竹1份 | 虾仁粥1碗<br>小米蒸排骨1份<br>芝麻拌菠菜1份 | 米饭1碗<br>双鲜拌金针菇1份<br>土豆烧牛肉1份 |
| 牛奶香蕉汁1杯<br>巴旦木1小把 | 猕猴桃1个<br>酸奶1杯 | 酸奶1杯<br>土豆饼1份 | 麦麸饼干2片<br>鲜枣10颗 |

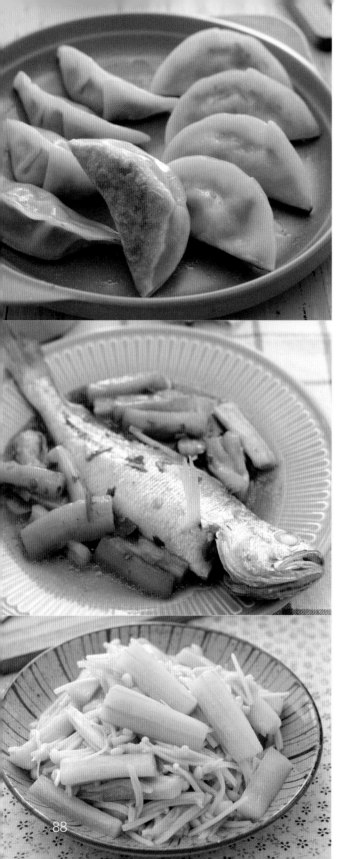

# 孕6月安胎食谱

## 小白菜锅贴 主食

**原料:** 小白菜1颗, 肉末50克, 面粉80克, 生抽、盐、葱花、姜末、植物油各适量。

**做法:** ①小白菜洗净, 切碎, 挤去水分; 肉末洗净, 加生抽、盐、植物油搅拌均匀, 再加入葱花、姜末、小白菜碎搅拌成肉馅。②面粉加水, 和面, 擀好面皮, 包入肉馅。③平底锅刷植物油, 锅热后转小火, 将锅贴摆入锅中, 盖锅盖, 锅贴底面将熟时加少量凉水, 再盖锅盖, 锅贴底面焦黄时起锅。

**营养分析:** 小白菜钙含量较高, 是防止胎宝宝钙缺乏的理想蔬菜。小白菜膳食纤维含量也很多, 可增强胃肠蠕动, 预防孕妈妈便秘。

## 黄花鱼炖茄子 炖菜

**原料:** 黄花鱼1条, 茄子200克, 葱段、姜丝、白糖、豆瓣酱、盐、植物油各适量。

**做法:** ①黄花鱼处理干净; 茄子洗净, 切条。②油锅烧热, 爆香葱段、姜丝, 然后放豆瓣酱、白糖翻炒。③加适量水, 放入茄条和黄花鱼, 炖熟加盐调味即可。

**营养分析:** 黄花鱼含丰富的蛋白质、DHA、钙等营养素, 有利于改善孕妈妈缺钙、失眠、头晕等症状, 还能促进胎宝宝大脑发育。

## 丝瓜金针菇 小炒

**原料:** 丝瓜150克, 金针菇100克, 盐、水淀粉、植物油各适量。

**做法:** ①丝瓜去皮洗净, 切条。②金针菇洗净, 略焯烫一下。③油锅烧热, 放入丝瓜条翻炒, 再放金针菇拌炒, 熟后加盐调味, 用水淀粉勾芡即可。

**营养分析:** 丝瓜中维生素C含量较高, 可预防各种维生素C缺乏症。同时B族维生素含量也较高, 适当多吃, 可维持孕妈妈正常的新陈代谢。

## 松仁玉米

小炒

**原料:** 鲜玉米粒150克,豌豆50克,胡萝卜1根,松仁5克,盐、植物油各适量。

**做法:** ①鲜玉米粒洗净;豌豆洗净;胡萝卜去皮洗净,切丁。②油锅烧热,下松仁翻炒片刻,取出放凉。③放入玉米粒、豌豆、胡萝卜丁翻炒,出锅前加盐调味,拌入熟松仁即可。

**营养分析:** 松仁中含有大量的矿物质,如磷、锰、钙、铁、钾等,能给孕妈妈提供丰富的营养成分,对胎宝宝的大脑和神经发育有补益作用。

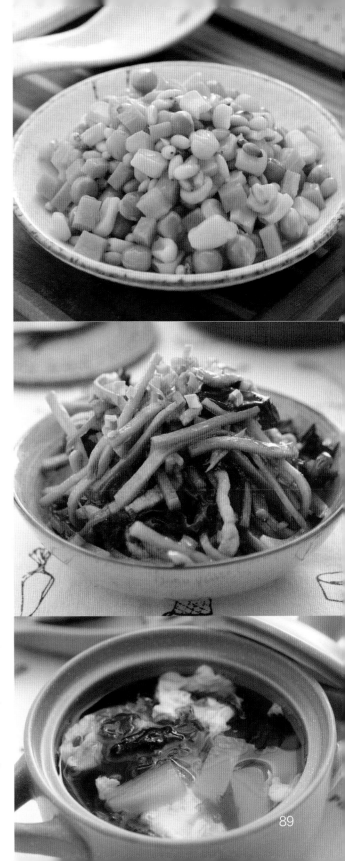

## 鱼香肉丝

小炒

**原料:** 瘦肉丝100克,竹笋200克,水发黑木耳70克,胡萝卜半根,姜末、蒜末、葱花、白糖、生抽、醋、盐、干淀粉、植物油各适量。

**做法:** ①瘦肉丝洗净,加盐和干淀粉拌匀;竹笋、水发黑木耳洗净,切丝;胡萝卜去皮洗净,切丝。②白糖、生抽、醋、盐和干淀粉加水调成鱼香汁。③油锅烧热,下瘦肉丝炒至变白盛出。④锅中留少许底油,爆香姜末、蒜末,倒入瘦肉丝翻炒,加胡萝卜丝、竹笋丝和黑木耳丝煸炒。⑤倒入鱼香汁,翻炒至汤汁黏稠,撒上葱花即可。

**营养分析:** 竹笋低糖、低脂肪,富含膳食纤维,可减少孕妈妈体内多余脂肪,促进胃肠蠕动,预防便秘。

## 南瓜紫菜鸡蛋汤

汤

**原料:** 南瓜100克,鸡蛋1个,紫菜、盐、芝麻油各适量。

**做法:** ①南瓜去皮、去瓤,洗净切块;紫菜泡发后洗净;鸡蛋打入碗内搅匀。②锅中加水,放入南瓜,煮熟,放入紫菜,煮10分钟,倒入蛋液搅散,出锅前放盐、淋芝麻油即可。

**营养分析:** 孕妈妈食用南瓜,不仅能促进胎宝宝的脑细胞发育,还能防治妊娠水肿、高血压等孕期并发症。

# 孕7月（25~28周）

## 超过1000克的胎宝宝

### 孕妈妈：睡眠变差了

这段时间，母体如果受到外界的过度刺激，会有早产的危险，因此应避免激烈的运动，更不宜做压迫腹部的姿势。心理负担过重会导致血压升高而引起头痛，睡眠也可能受到影响，因此孕妈妈要记得时常保持愉快的心情。

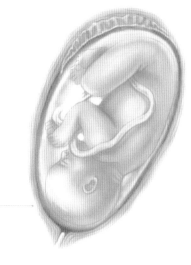

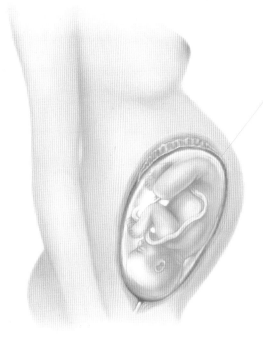

### 胎宝宝：开始有味觉了

这个月，胎宝宝的身长会达到35厘米，体重达到1000克左右，全身覆盖着一层细细的绒毛，身体开始充满整个子宫。胎宝宝的大脑细胞迅速增殖分化，舌头上的味蕾、眼睫毛也在不断形成，还能够感觉到孕妈妈腹壁外的明暗变化。

### 体重管理：每周增重不超过350克

胎宝宝进入体重增长期，孕妈妈也是。孕妈妈要尽量控制体重，以利于分娩。体重增长过快的孕妈妈就不要吃夜宵了，以免热量难以消耗。本月体重每周增长不宜超过350克。

## 🔍 营养情况速查

| 测量指标 | 上限 | 下限 | 标准 |
|---|---|---|---|
| 满28周宫高（厘米） | 22.4 | 29.0 | 26.0 |
| 满28周腹围（厘米） | 82.0 | 94.0 | 87.0 |

定时量宫高和腹围，是孕妈妈了解身体营养状况的有效方法，平常可以在家人的协助下进行。需要特别提示的是，由于肚子越来越大，孕妈妈走路时会看不到自己的脚，出行的时候要特别小心。

## 🥄 营养重点：B族维生素、卵磷脂

### B 族维生素

B 族维生素是个大家族，包括已经强调过的叶酸。当某种B族维生素被单独摄入时，由于细胞活动增加，其他B族维生素的需求量也会跟着增加，各种B族维生素的作用被迫"相辅相成"，因此只有均衡摄入，各种B族维生素才能更好地被利用。孕妈妈常吃的鸡蛋、牛奶、深绿色蔬菜、豆类和谷类等食物中都含有B族维生素。B族维生素还能帮助色氨酸转换为烟酸，以利于神经传导并减轻情绪波动。受到孕期激素的影响，孕妈妈情绪波动比较大，补充B族维生素是大有裨益的。

### 卵磷脂

卵磷脂能够保障大脑细胞膜的健康和正常功能，维护脑细胞健康发育，是非常重要的益智营养素。大豆、蛋黄、核桃、坚果、肉类及动物内脏中都含有卵磷脂。孕期每日补充500毫克为宜。

## ！孕7月饮食禁忌

### ✔ 宜吃些淡水鱼

由于全球性的海洋污染，很多海域存在汞等重金属超标的问题。如果要吃海鱼，建议孕妈妈适量吃带鱼、黄花鱼等体积小的深海鱼，或者吃鲫鱼、鲤鱼等淡水鱼。少吃体积较大的深海鱼，这些鱼汞含量较高，吃多了对身体不利。

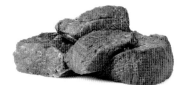

### ✘ 不宜摄入过多高蛋白食物

孕妈妈在孕中期、孕后期对蛋白质的需求比孕早期多。但这并不意味着蛋白质多多益善，过量的高蛋白饮食会影响孕妈妈的食欲，并影响其他营养物质的摄入。此外，大量蛋白质堆积在体内可产生有害物质，加重肾脏负担。

### ✘ 注意食物中的钠含量

人体从食物和调味品中摄入钠。因此，孕妈妈要注意食物和调味品的钠含量。比如烹调时放了生抽等，就可以少放盐或不放盐。加工食品的钠含量比天然食物多得多，孕妈妈要少吃。

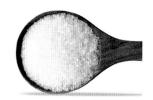

## 🍴 一周瘦孕饮食清单

| 餐次 | 周一 | 周二 | 周三 |
|------|------|------|------|
| 早餐 | 吐司小比萨1份 | 青菜虾米烫饭1碗<br>煮鸡蛋1个 | 什锦麦片1碗<br>全麦面包2片 |
| 午餐 | 米饭1碗<br>清蒸黄花鱼半份<br>西芹百合1份<br>海带排骨汤1份 | 米饭1碗<br>板栗烧牛肉1份<br>清蒸茄泥1份 | 米饭1碗<br>海参豆腐煲1份<br>西蓝花拌黑木耳1份 |
| 晚餐 | 香菇蛋花粥1碗<br>奶香娃娃菜1份<br>香芋南瓜煲1份 | 豆角焖米饭1碗<br>时蔬鱼丸1份<br>糖醋圆白菜1份 | 米饭1碗<br>洋葱炒牛肉1份<br>芦笋口蘑汤1份 |
| 加餐 | 低脂牛奶1杯<br>鸡丝面半碗 | 黄豆芝麻粥1碗<br>松子1把 | 香蕉1根<br>低脂牛奶1杯 |

注：除正餐外，孕妈妈如果感觉饿了，可以适当加餐。

## 运动指导：注意运动安全

孕妈妈在运动时要注重安全。孕7月时胎宝宝较大，孕妈妈的行动受限，跳跃、扭曲或快速旋转等运动千万不能做，以免发生危险。孕妈妈在进行运动的时候，要注意衣服要宽松，穿合脚的平底鞋；尽可能到花草茂盛、绿树成荫、空气清新、安静的地方。运动时还要注意保暖，以免着凉；运动后要及时擦干汗水，补充水分。

## 保健重点：经常走动，多晒太阳

### 多晒太阳

从孕中期开始，胎宝宝生长发育开始加速，对钙的需求急剧增加。要想钙吸收得好，必须有维生素D的参与，孕妈妈可以经常晒晒太阳。日晒不足的孕妈妈可以适当补充维生素D。

### 水肿严重时需要就医

孕妈妈要经常走动，增加腿部血液循环。坐着时要适当动动脚跟、脚趾，旋转踝关节。躺着时可以在脚下垫个枕头，让脚高于心脏，这样有利于血液循环。如果水肿严重，就要及时就医。

### 轻柔护理乳房

孕期乳房护理能够促进乳腺畅通，有利于分娩后的泌乳。每天用温热的湿毛巾擦洗乳头一次，将乳头上积聚的分泌物结痂擦洗干净，然后擦一点婴儿油并轻轻地按摩，增强皮肤的弹性。

| 周四 | 周五 | 周六 | 周日 |
|---|---|---|---|
| 绿豆南瓜粥1碗<br>花卷1个 | 红薯小米粥1碗<br>煮鸡蛋1个 | 全麦面包2片<br>低脂牛奶1杯 | 三鲜馄饨1碗<br>煮鸡蛋1个 |
| 米饭1碗<br>爆炒鸡肉1份<br>冬瓜虾仁汤1份 | 鸡丝面1碗<br>银耳拌豆芽1份<br>家常焖鳜鱼1份 | 南瓜包1<br>清炒蚕豆1份<br>香菇山药鸡1份<br>鱼头豆腐汤1份 | 米饭1碗<br>凉拌藕片1份<br>番茄炒鸡蛋1份<br>鸭肉冬瓜汤1份 |
| 土豆饼1份<br>芹菜炒干子1份<br>三丁豆腐羹1份 | 五彩玉米粥1碗<br>红烧黄鳝1份<br>凉拌蔬菜1份 | 花卷1个<br>番茄炒鸡蛋1份<br>萝卜梅条肉汤1份 | 番茄菠菜猪肝面1碗<br>孜然鱿鱼1份<br>蜜汁南瓜1份 |
| 水果拌酸奶1份<br>胡萝卜汁1杯 | 牛奶玉米粥1碗<br>核桃2颗 | 蒸红薯1个<br>苹果1个 | 杧果牛奶1杯<br>强化营养饼干2片 |

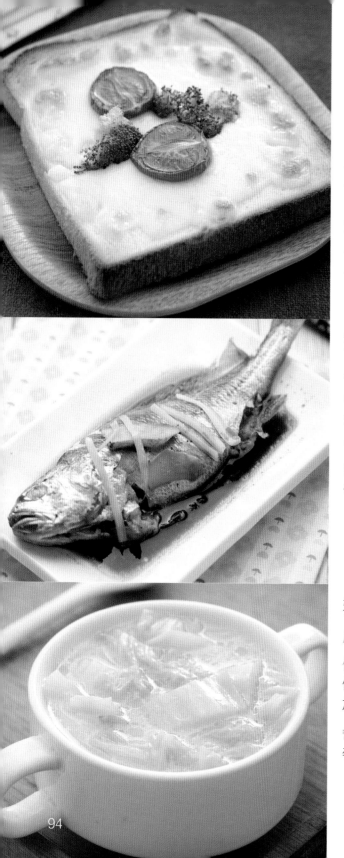

# 孕7月预防妊娠高血压食谱

## 吐司小比萨 主食

原料:吐司1片,圣女果3个,西蓝花1/4棵,小洋葱1/4个,奶酪15克,比萨酱适量。

做法:①圣女果洗净,对半切开;西蓝花洗净,掰成小朵;小洋葱去皮洗净,切圈。②吐司一面均匀刷上比萨酱,撒上奶酪,铺上圣女果、西蓝花和洋葱圈,再撒上少量奶酪。③烤箱预热至160℃,放入吐司小比萨,烤8~10分钟至吐司表面金黄、奶酪融化即可。

营养分析:比萨的热量较高,如果不想摄入太多热量,可以减少奶酪的量。奶酪钙含量丰富,可平衡钙钠比,从而调节血压。

## 清蒸黄花鱼 蒸菜

原料:黄花鱼1条,料酒、生抽、姜片、葱段、盐、植物油各适量。

做法:①黄花鱼处理干净,用盐、料酒腌制10分钟。②姜片铺在鱼身上,放入锅中用大火蒸熟。③倒掉腥水,然后将葱段铺在鱼身上,淋适量生抽。④油倒入锅中烧热后,浇到鱼身上即可。

营养分析:清蒸能较大程度保留食材的营养素,黄花鱼含有丰富的蛋白质、矿物质和DHA等,对人体有很好的补益作用,孕妈妈可以经常吃。

## 奶香娃娃菜 炖菜

原料:娃娃菜1棵,牛奶100毫升,高汤、干淀粉、植物油、盐各适量。

做法:①娃娃菜洗净,切段;牛奶倒入干淀粉中拌匀。②油锅烧热,倒入娃娃菜段,再加些高汤,烧至七八成烂。③倒入调好的牛奶汁,加盐,再烧开即可。

营养分析:娃娃菜热量较低,所含的钾能将盐分排出体外,有利尿作用,对孕妈妈的水肿有较好的缓解作用。

## 绿豆南瓜粥

**原料:** 大米50克,绿豆20克,南瓜100克。

**做法:** ①南瓜去皮、去瓤,洗净切块;大米、绿豆分别淘洗干净。②大米、绿豆放入锅中,加适量水,小火煮至七成熟,放入南瓜块,煮至南瓜熟透即可。

**营养分析:** 南瓜含有膳食纤维;绿豆清热解暑、除湿利尿。此粥热量低,适合孕妈妈夏天食用,还能有效预防妊娠高血压和水肿。

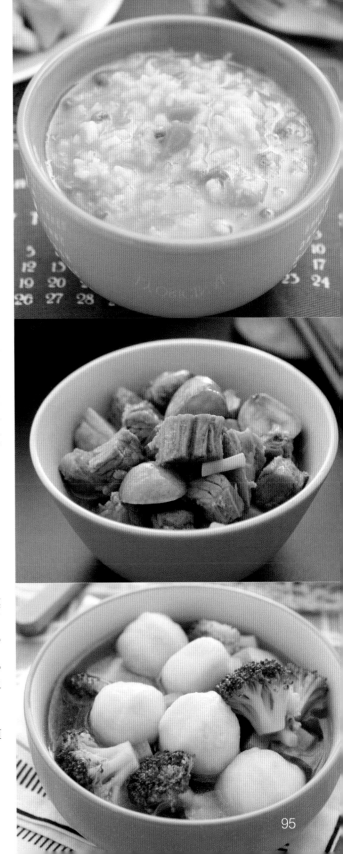

## 板栗烧牛肉

炖菜

**原料:** 牛肉150克,板栗6颗,姜片、葱段、盐、料酒、植物油各适量。

**做法:** ①牛肉洗净,入开水氽透,切块;锅中加水,放入板栗,大火烧开,捞出去壳、去皮。②油锅烧热,下板栗炸2分钟,再将牛肉块炸一下,捞起沥油。③锅中留少许底油,爆香葱段、姜片,放牛肉块、盐、料酒、水。④烧开后撇去浮沫,改用小火炖,待牛肉炖至将熟时,下板栗,烧至牛肉熟烂、板栗绵软时收汁即可。

**营养分析:** 板栗是碳水化合物含量较高的干果,能供给人体较多的热量,并能帮助脂肪代谢,而且含有蛋白质,但孕妈妈不宜多吃。

## 时蔬鱼丸

炖菜

**原料:** 洋葱、胡萝卜、鱼丸、西蓝花各30克,盐、生抽、植物油各适量。

**做法:** ①洋葱、胡萝卜去皮洗净,切丁;西蓝花洗净,掰成小朵。②油锅烧热,倒入洋葱丁、胡萝卜丁,翻炒至熟,加水烧开,放入鱼丸、西蓝花,出锅前加盐、生抽调味。

**营养分析:** 鱼丸低脂肪、低热量、高蛋白,还富含锌、铁、钙等营养素,味道鲜美,多吃不腻。建议孕妈妈尽量选择水煮的鱼丸,烹饪时少放盐。

# 孕8月（29~32周）

## 小不点有点沉

### 孕妈妈：行动越来越吃力

到这个月,孕妈妈行动越来越吃力。因为子宫上升到了横膈膜处,孕妈妈呼吸受压迫,时常喘不上气来。吃完东西之后有"顶"着的感觉,食欲下降。这个月的胎动明显减少,肚子偶尔会一阵阵发硬发紧,这是不规律宫缩的表现,不必过分担心。

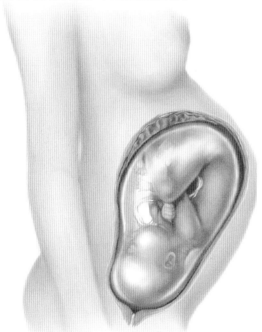

### 胎宝宝：就要倒过来了

这个月末,胎宝宝会增长到1.9千克左右。随着皮下脂肪的出现,胎宝宝身体逐渐丰满,头发变浓密,眼睛会睁开寻找孕妈妈腹壁外的光源,肺和胃肠功能也更接近成熟。现在胎宝宝的身体就要倒转过来,做好头向下的体位准备了。

### 体重管理：每周增重不超过400克

孕妈妈要对自己喜爱的食物加以控制。如偏爱某种食物,可以减少食用的次数及每次食用的量。另外,适量运动能提高新陈代谢功能,有助于控制体重。

## 🔍 营养情况速查

| 测量指标 | 上限 | 下限 | 标准 |
|---|---|---|---|
| 满32周宫高（厘米） | 25.3 | 32.0 | 29.0 |
| 满32周腹围（厘米） | 84.0 | 95.0 | 89.0 |

　　大多数孕妈妈在孕晚期会增重5千克左右。现在胎宝宝正在为出生做最后的冲刺。这个时期，孕妈妈的体重每周增加也不宜太多。如果体重增长过多，孕妈妈就应该根据医生的建议适当控制饮食，少吃富含碳水化合物和脂肪的食物，多吃蛋白质、维生素含量高的食物，控制体重，以免胎宝宝长得过大，造成分娩困难。

## 🥜 营养重点：α–亚麻酸、碳水化合物

### α–亚麻酸

　　在怀孕的最后3个月，孕妈妈体内会产生两种和DHA生成有关的酶。在这两种酶的帮助下，胎宝宝的肝脏可以利用母体血液中的α–亚麻酸来生成DHA，帮助发育完善大脑和视网膜。孕妈妈此时应多吃一些富含α–亚麻酸的坚果，来帮助胎宝宝成长。

### 碳水化合物

　　第8个月，胎宝宝开始在肝脏和皮下储存糖原及脂肪，此时孕妈妈要及时补充足够的碳水化合物。如果孕妈妈碳水化合物摄入不足，蛋白质和脂肪作为能量燃烧，就容易造成蛋白质缺乏或饥饿性酮症。结合孕妈妈的体重，碳水化合物每日摄入量最低为200克。

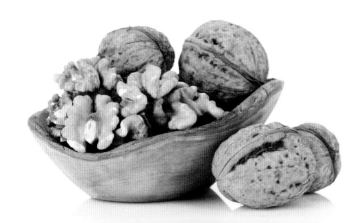

核桃中含有α–亚麻酸，孕妈妈可以在两餐之间适当吃1~3颗。

## ❗ 孕8月饮食禁忌

### ✖ 不宜多吃坚果

因坚果油脂含量较高，而孕妈妈消化功能相对减弱，故过量食用坚果很容易消化不良。每天食用坚果不要超过10克。

### ✖ 不吃生的凉拌菜

凉拌菜也不要生吃。食材用开水焯烫一下捞起，用优质的橄榄油凉拌，不但卫生，而且有利于营养的吸收。

### ✖ 不宜多吃月饼和蜜饯

月饼多为"重油重糖"之品，能量多且不易消化。蜜饯糖分含量高，制作过程中可能会添加人工色素等食品添加剂。

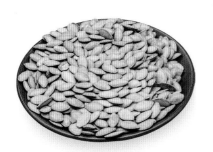 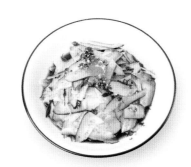 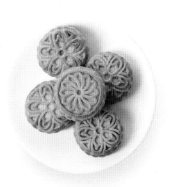

## 🥄 一周瘦孕饮食清单

| 餐次 | 周一 | 周二 | 周三 |
|------|------|------|------|
| 早餐 | 番茄面疙瘩1碗 | 小米粥1碗<br>牛肉蒸饺1份 | 山药豆浆粥1碗<br>煮鸡蛋1个 |
| 午餐 | 米饭1碗<br>豆豉鱿鱼1份<br>芹菜竹笋肉丝汤1份 | 米饭1碗<br>蒸龙利鱼柳1份<br>胡萝卜炒鸡蛋半份 | 米饭1碗<br>菠萝鸡翅1份<br>虾皮紫菜汤1份 |
| 晚餐 | 莴笋瘦肉粥1碗<br>黑椒鸡腿1份<br>凉拌豆腐干1份 | 米饭1碗<br>芦笋鸡丝汤1份<br>白灼芥蓝1份 | 二米饭1碗<br>芹菜牛肉丝1份<br>豌豆玉米丁1份 |
| 加餐 | 低脂牛奶1杯<br>玉米1根 | 火龙果半个<br>低脂酸奶1杯 | 无糖酸奶1杯<br>银耳红枣汤1碗 |

注：除正餐外，孕妈妈如果感觉饿了，可以适当加餐。

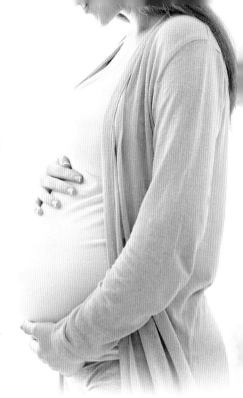

## 运动指导：胸式呼吸缓解心慌气短

　　随着子宫的增大，孕妈妈会发现腹部呼吸很困难。在感到心慌气短时，孕妈妈可以采用胸式呼吸法，慢慢站起来，深深地吸一口气，再慢慢地吐气，确保吸入胸部的空气比腹部多。孕妈妈还可以侧卧静躺一会儿，以缓解心慌气短，注意不要仰卧，以防发生仰卧位低血压综合征。

## 保健重点：注意居家安全

### 孕妈妈不要爬高

　　怀孕以后，攀高是被禁止的。很多孕妈妈孕晚期还站在凳子上拿东西，这是很危险的。孕晚期肚子大了以后，拿高处物品变得比较困难，沉沉的肚子会让孕妈妈背部受力较大，易造成肌肉拉伤。

### 坚持监测胎动

　　孕晚期，孕妈妈一定要坚持监测胎动，不能大意，因为胎动能大致反应胎宝宝在子宫内的安危。每天早、中、晚选择相对固定的一个小时，在安静的状态下，计数胎动。每个小时胎动大于3次属于正常情况。如遇到胎动过少、减弱、剧烈等异常，一定要及时就医。

| 周四 | 周五 | 周六 | 周日 |
|---|---|---|---|
| 银鱼煎蛋饼1份<br>五谷豆浆1杯 | 核桃红枣粥1碗<br>煮鸡蛋1个 | 小米粥1碗<br>葱花饼1份 | 牛奶无花果粥1碗<br>香菇油菜1份 |
| 米饭1碗<br>莲藕炖牛腩1份<br>百合炒荷兰豆1份 | 黑豆饭1碗<br>什锦烧豆腐1份<br>山药牛肉汤1份 | 豆腐馅饼1份<br>肉末炒芹菜1份<br>清炒油麦菜1份 | 香椿蛋炒饭1碗<br>凉拌藕片1份<br>鸭肉冬瓜汤1份 |
| 米饭1碗<br>清蒸鳗鱼半份<br>紫菜虾皮豆腐汤1份 | 馒头1个<br>豆芽炒猪肝1份<br>胡萝卜肉丝汤1份 | 豆角肉丁面1碗<br>凉拌鱼皮菜丝1份<br>肉末蒸蛋1份 | 虾仁肉末焖饭1碗<br>虾米西葫芦1份<br>咸蛋黄焗玉米粒1份 |
| 低脂牛奶1份<br>苹果1个 | 低脂酸奶1杯<br>水果沙拉1份 | 低脂酸奶1杯<br>全麦面包1片 | 低脂酸奶1杯<br>强化营养饼干2片 |

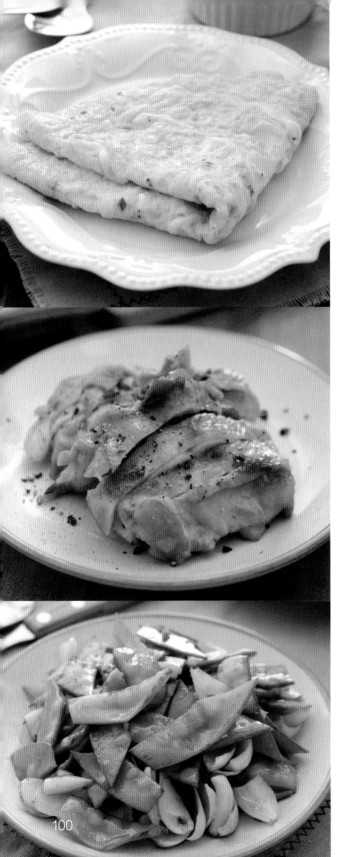

# 孕8月健脑食谱

## 银鱼煎蛋饼 主食

原料:银鱼50克,鸡蛋1个,葱花、姜末、盐、植物油各适量。

做法:①鸡蛋打入碗内搅匀。②油锅烧热,爆香葱花、姜末,放入银鱼煸炒至银鱼变白,捞出放入蛋液中,加葱花、盐搅匀。③油锅烧热,倒入蛋液,待其凝固即可。

营养分析:银鱼营养丰富,具有高蛋白、低脂肪的特点,有利于孕妈妈增强免疫力。它还富含DHA,可促进胎宝宝智力发育。

## 黑椒鸡腿 煎菜

原料:去骨鸡腿1个,香菇片、洋葱丁、青椒丁、葱花、姜片、蒜片、黑胡椒粉、生抽各适量。

做法:①去骨鸡腿洗净,用葱花、姜片、蒜片、生抽腌制。②擦干去骨鸡腿表面水分,鸡皮向下放入无油热锅,小火煎至金黄色,翻面煎至变色,加黑胡椒粉,利用鸡油炒香。③加水大火烧开,中火炖煮,放入香菇片、洋葱丁、青椒丁,收汁关火,鸡腿盛出切条即可。

营养分析:鸡腿肉富含蛋白质,而且消化率高,很容易被人体吸收利用,担心肥胖的孕妈妈可以把鸡腿的皮剥掉再食用,以减少热量的摄取。

## 百合炒荷兰豆 小炒

原料:荷兰豆100克,百合1朵,盐、植物油各适量。

做法:①荷兰豆洗净,从中间斜切为两段;百合掰成小瓣,洗净。②荷兰豆焯烫1分钟,捞出过凉后沥干。③油锅烧热,倒入荷兰豆翻炒,再放入百合片,至百合变透明,加盐调味即可。

营养分析:荷兰豆可以促进胃肠蠕动,防止孕妈妈便秘。但荷兰豆所含的钙和磷较少,因此需要配合其他食物来补充钙。

## 蒸龙利鱼柳

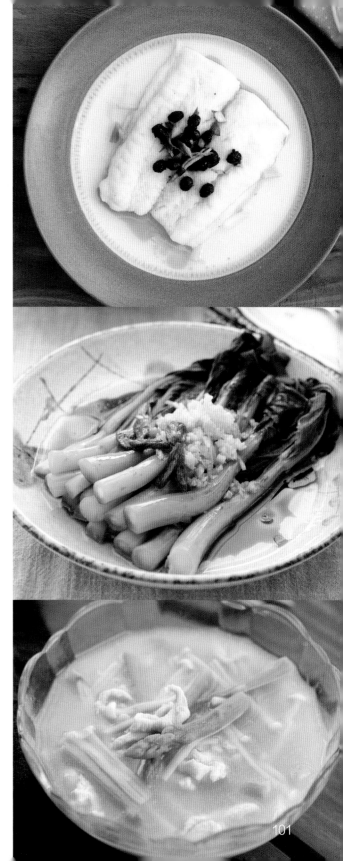

蒸菜

**原料:** 龙利鱼1块, 豆豉、料酒、葱花、姜丝、盐、植物油各适量。

**做法:** ①龙利鱼提前一晚放入冷藏室解冻, 洗净, 用盐、料酒、姜丝腌制15分钟。②龙利鱼放入蒸锅, 大火蒸6分钟。③油锅烧热, 爆香葱花, 加入豆豉翻炒, 淋在蒸好的龙利鱼上即可。

营养分析: 龙利鱼含有丰富的ω-3不饱和脂肪酸, 建议孕妈妈每周吃1次或2次海鱼, 可为胎宝宝大脑发育提供充足的DHA。

## 白灼芥蓝

凉菜

**原料:** 芥蓝150克, 枸杞子、蒜泥、姜丝、生抽、白糖、盐、植物油各适量。

**做法:** ①芥蓝洗净; 生抽、白糖、盐、姜丝加水混合成料汁。②芥蓝焯烫断生, 捞出过凉后沥干, 放入盘中。③将蒜泥、枸杞子放在芥蓝上, 料汁烧开浇在芥蓝上, 油烧热, 浇在蒜泥上即可。

营养分析: 芥蓝中含有机碱, 能刺激孕妈妈的味觉神经, 增进食欲; 还可加快胃肠蠕动, 有助于消化。

## 芦笋鸡丝汤

汤

**原料:** 芦笋100克, 鸡肉50克, 金针菇20克, 鸡蛋清、高汤、干淀粉、盐、芝麻油各适量。

**做法:** ①鸡肉洗净, 切丝, 用鸡蛋清、盐、干淀粉腌20分钟。②芦笋洗净, 切段; 金针菇洗净, 捞出沥干。③锅中放入高汤, 加食材同煮, 待烧开后加盐, 淋芝麻油即可。

营养分析: 芦笋叶酸含量较高, 孕妈妈经常食用有助于胎宝宝大脑发育; 且低糖、低脂肪、高膳食纤维、高维生素, 营养全面, 适合孕妈妈食用。

# 孕9月（33~36周）

## 完成大部分身体发育

### 孕妈妈：身体为分娩做准备

由于胎宝宝胎头进入骨盆，孕妈妈可能会再度出现尿频的症状。身体关节出现疼痛，这是身体正在为分娩做准备。随着胎宝宝位置的下移，大约孕34周时，孕妈妈会觉得呼吸和进食舒畅多了。

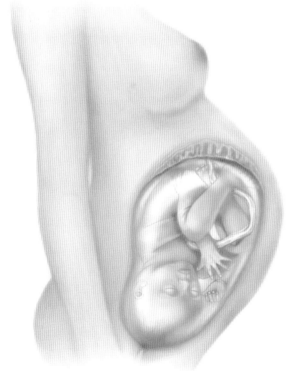

### 胎宝宝：更像个小婴儿

这个月胎宝宝会长到大约2.5千克，皮下脂肪大大增多，呼吸系统、消化系统、生殖器官发育已近成熟。此时胎宝宝出生存活率约为99%。这个月末，胎头开始降入骨盆，位置尚未完全固定。孕妈妈偶尔会感觉到胎宝宝部分身体的轮廓。

### 体重管理：每周增重不超过400克

孕晚期，如果孕妈妈每月体重增加2千克以上，就必须控制饮食。在控制体重这件事上，孕妈妈不要随心所欲，医生的提醒和叮嘱一定要铭记于心。此时，每周体重增长不宜超过400克。

## 🔍 营养情况速查

| 测量指标 | 上限 | 下限 | 标准 |
|---|---|---|---|
| 满36周宫高（厘米） | 29.8 | 34.5 | 32.0 |
| 满36周腹围（厘米） | 86.0 | 98.0 | 92.0 |

此时，孕妈妈的体重以每周约400克的速度增长，几乎有一半重量长在了胎宝宝身上。这个月末，孕妈妈体重的增长达到高峰，大部分增重约11千克。

## ✎ 营养重点：铁、钙

### 铁

在这个月，孕妈妈必需补充足够的铁。现在胎宝宝的肝脏以每天5毫克的速度储存铁，直到存储量达到240毫克。如果此时铁摄入不足，胎宝宝体内铁的存储会受到影响，出生后易患缺铁性贫血。

### 钙

妊娠全过程都需要补充钙，但胎宝宝体内的钙一半以上是在孕期最后2个月储存的。如果孕9月里钙的摄入量不足，无法满足胎宝宝的需要，胎宝宝出生后就有患软骨病的危险。

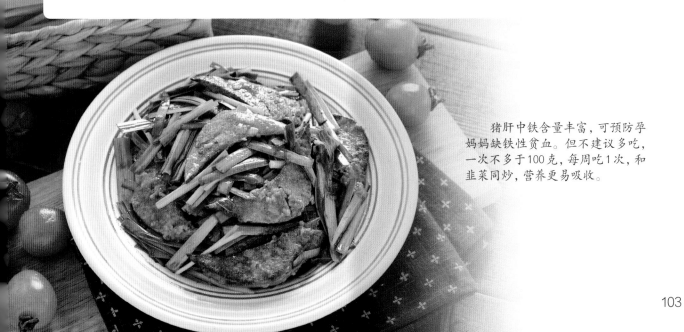

猪肝中铁含量丰富，可预防孕妈妈缺铁性贫血。但不建议多吃，一次不多于100克，每周吃1次，和韭菜同炒，营养更易吸收。

## ！孕9月饮食禁忌

### ✕ 不宜大量饮水

因为孕妈妈胃部容纳食物的空间不多，所以不要一次性地大量饮水，以免影响进食。同时，还要继续控制盐的摄入量，以缓解水肿引起的不适。

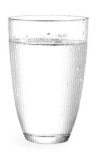

### ✕ 不宜常吃腐竹

腐竹是一种优质豆制品，但由于脂肪含量高，过多食用会使热量的摄入增加，体重增长太快的孕妈妈不要常吃。如果想吃，可在吃腐竹时适当减少肉类和油脂的摄入。

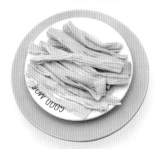

### ✕ 不宜空腹喝酸奶

空腹喝酸奶，乳酸菌很容易被胃酸杀死，其营养价值和保健作用就会大大减弱。另外，酸奶也不能加热喝，因为活性乳酸菌在高温环境下很容易被破坏。

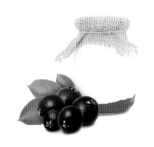

## 🍴 一周瘦孕饮食清单

| 餐次 | 周一 | 周二 | 周三 |
|---|---|---|---|
| 早餐 | 西蓝花牛肉意面1碗<br>煮鸡蛋1个 | 番茄鸡蛋炒饭1碗<br>五谷豆浆1杯 | 牛奶燕麦粥1碗<br>紫菜卷1份 |
| 午餐 | 米饭1碗<br>芹菜海米拌香干1份<br>藕蒸肉半份 | 杂粮饭1碗<br>鸽肉黑木耳汤1份<br>菜花沙拉1份 | 牛肉卤面1碗<br>双色菜花1份<br>番茄厚蛋烧半份 |
| 晚餐 | 玉米粥1碗<br>彩椒三文鱼串1份<br>南瓜土豆泥1份 | 牛肉粥1碗<br>宫保鸡丁1份<br>金针莴笋丝1份 | 烙饼1份<br>香菇炖面筋1份<br>苹果玉米汤1份 |
| 加餐 | 低脂牛奶1杯<br>柚子3瓣 | 低脂牛奶1杯<br>樱桃1份 | 柚子2瓣<br>开心果10颗 |

注：除正餐外，孕妈妈如果感觉饿了，可以适当加餐。

## 运动指导: 在医生指导下运动

在医生的指导下适当做些运动,这样能增强腹肌、腰肌和骨盆底肌的能力,为顺利分娩创造有利条件。但有前置胎盘的孕妈妈不宜运动;有阴道出血症状的孕妈妈要多休息,及时去医院检查;胎宝宝有宫内发育迟缓情况,孕妈妈也不宜运动。

## 保健重点: 重视尿频

### 宜做产道肌肉收缩运动

孕晚期,孕妈妈可适当做一些有助于分娩的运动,如产道肌肉收缩运动。运动前应先排空小便,姿势不拘,采取站、坐、卧位均可。利用腹肌收缩,使尿道口和肛门处的肌肉尽量向上提。

### 重视孕晚期尿频

尿频是孕晚期孕妈妈的共同症状,是子宫增大或胎头入盆后压迫膀胱所致,如不伴有尿痛及烧灼感则不必担心。若是尿频、尿痛甚至有血尿,则有可能是泌尿系统感染,应及时就医。

### 警惕胎膜早破

如果孕妈妈尚未到临产期,但阴道突然流出无色无味的水样液体,这很可能是胎膜早破。胎膜早破可刺激子宫,引发早产,影响母子健康,甚至可能发生意外,遇到这种情况应立即就医。

| 周四 | 周五 | 周六 | 周日 |
|---|---|---|---|
| 南瓜红枣粥1碗<br>素包1个 | 牛奶红薯粥1碗<br>煮鸡蛋1个 | 五谷豆浆1杯<br>鸡蛋三明治1份 | 低脂牛奶1杯<br>鸡蛋饼1份 |
| 米饭1碗<br>蒜香烧豆腐1份<br>煎带鱼1份<br>菜秧蘑菇汤1份 | 虾肉水饺1份<br>清蒸茄条1份<br>银耳百合汤1份 | 南瓜饼1份<br>清蒸排骨1份<br>鱼头白菜豆腐汤1份 | 糯米鸡块饭1碗<br>黑木耳炒山药1份<br>西蓝花鹌鹑蛋汤1份 |
| 炒小米1碗<br>鱼香肝片1份<br>白灼芥蓝1份 | 红薯甜煎饼1份<br>番茄炖牛腩1份<br>丝瓜汤1份 | 香菇肉粥1碗<br>盐水猪肝1份<br>炒荷兰豆1份 | 牛肉饼1份<br>香干炒芹菜1份<br>豆焖鸡翅1份 |
| 低脂牛奶1杯<br>燕麦饼干2片 | 猕猴桃汁1杯<br>全麦面包1片 | 牛奶香蕉汁1杯<br>核桃2颗 | 开心果10颗<br>烤馒头片1片 |

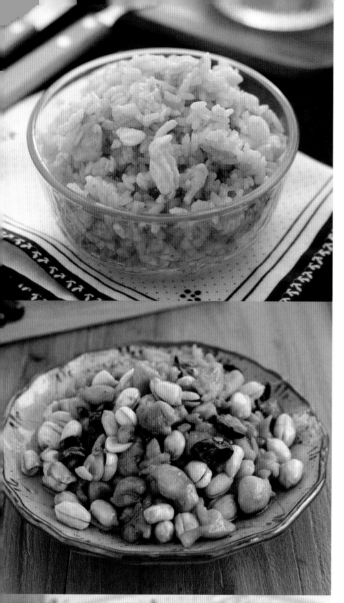

# 孕9月补铁食谱

## 番茄鸡蛋炒饭                                      主食

**原料:** 米饭100克, 番茄、鸡蛋各1个, 葱花、盐、植物油各适量。

**做法:** ① 米饭打散; 鸡蛋打入碗内, 加盐搅匀; 番茄洗净, 去皮切片。②油锅烧热, 倒入蛋液炒成蛋花, 盛出备用。③油锅烧热, 翻炒番茄至出汤, 加入米饭翻炒均匀, 放入鸡蛋翻炒, 撒上葱花, 加盐调味即可。

**营养分析:** 炒饭热量较高, 孕妈妈可以选择在不粘锅中不放油炒, 以降低热量。番茄中的维生素C可促进铁的吸收。

## 宫保鸡丁                                          小炒

**原料:** 去骨鸡腿1个, 花生50克, 葱花、姜片、蒜末、干辣椒、干淀粉、醋、生抽、蚝油、白糖、植物油各适量。

**做法:** ①去骨鸡腿洗净, 切丁, 用蚝油、干淀粉、姜片腌制; 花生浸泡15分钟, 剥去红衣; 干辣椒去籽剪成段; 蚝油、醋、白糖、干淀粉、生抽调成酱汁。②热锅凉油, 将花生炸至外表焦黄, 控油备用。③锅中留少许底油, 爆香姜片、干辣椒段、蒜末, 放入鸡丁、酱汁, 翻炒至酱汁浓稠, 撒上花生、葱花, 翻炒均匀即可。

**营养分析:** 此菜富含蛋白质、钙、磷、铁等营养成分, 孕妈妈食用可增强机体抵抗力。但油脂含量较高, 偏胖的孕妈妈可以选择午餐时少量食用。

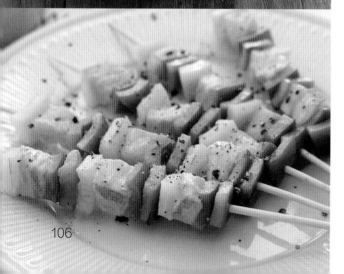

## 彩椒三文鱼串                                       煎菜

**原料:** 三文鱼100克, 青、黄、红彩椒各半个, 柠檬汁、黑胡椒粉、蜂蜜、盐、橄榄油各适量。

**做法:** ①三文鱼用凉开水冲洗干净, 沥干切块; 彩椒洗净, 切片。②三文鱼加柠檬汁、盐、蜂蜜腌制15分钟。③用竹签将三文鱼、彩椒串好。④油锅烧热, 煎炸三文鱼至变色, 撒上黑胡椒粉即可。

**营养分析:** 三文鱼富含不饱和脂肪酸, 非常适合高血脂和高胆固醇的孕妈妈食用; 而且钾含量较高, 可缓解孕妈妈水肿。

## 鱼香肝片

小炒

原料:猪肝50克,青椒1个,盐、葱花、白糖、醋、料酒、干淀粉、植物油各适量。

做法:①青椒洗净,切片;猪肝洗净,切片,用料酒、盐、干淀粉腌制。②白糖、醋及剩余的干淀粉调成芡汁。③油锅烧热,爆香葱花,加入腌好的猪肝片炒几下,再放入青椒片,熟后倒入芡汁即可。

营养分析:猪肝中铁含量丰富,可预防孕妈妈缺铁性贫血。但不建议多吃,一次不多于100克,每周吃1次。

## 芹菜海米拌香干

凉菜

原料:芹菜200克,香干3片,金钩海米25克,黄豆芽、蒜末、生抽、蚝油、白糖、醋、芝麻油、盐各适量。

做法:①芹菜洗净,切段;香干洗净,切丝;金钩海米用温水泡发;黄豆芽洗净。②香干丝及金钩海米焯烫1分钟,芹菜段焯烫10秒。③芹菜段、香干丝、黄豆芽、金钩海米入凉开水浸泡5分钟,捞出沥干。④所有调料和食材搅拌均匀,装盘即可。

营养分析:芹菜热量低,且含有丰富的膳食纤维。适量吃芹菜,还可缓解焦虑、放松心情。另外,香干中还含有一定量的铁元素和植物蛋白,非常适合孕妈妈食用。

## 西蓝花鹌鹑蛋汤

汤

原料:西蓝花100克,鹌鹑蛋4个,番茄1个,香菇5朵,盐适量。

做法:①西蓝花洗净,掰成小朵;鹌鹑蛋煮熟剥壳;香菇洗净,切十字刀;番茄洗净,去皮切块。②锅中加水,放入香菇、鹌鹑蛋、西蓝花、番茄块同煮至熟,加盐调味即可。

营养分析:鹌鹑蛋中铁的含量较丰富,西蓝花中的维生素C有助于铁的吸收,对缺铁性贫血有很好的改善作用。

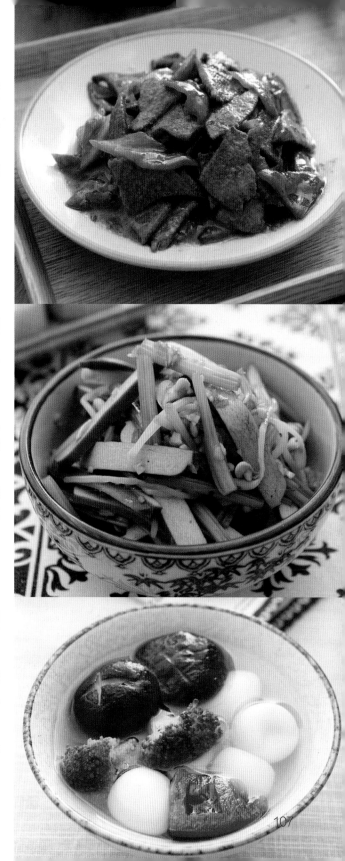

# 孕10月（37~40周）

## 天使降落人间

### 孕妈妈：进入分娩状态

因为胎宝宝的胎头降入骨盆，牵拉宫颈，有的孕妈妈会觉得胎宝宝好像就要掉出来了。这时，孕妈妈既要注意保持身体清洁，又要注意阴道分泌物是否正常，如果见红了，不必着急，等到规律宫缩再去医院。此时孕妈妈应和医生商量，选择更为合适的分娩方式。

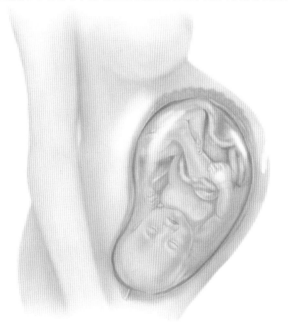

### 胎宝宝：成熟了

现在胎宝宝的体重正以每天20~30克的速度增长，出生之前将会达到3.4~3.5千克，身长接近50厘米。身体各部分器官已发育完成，肺部将在胎宝宝出生之后开始工作。在孕期的38周到40周之间，胎宝宝随时都可能降临人间。

### 体重管理：每周增重不超过400克

现在是胎宝宝体重最后增长的时期，孕妈妈的食欲会增强，但此时一定不要放纵自己，以免最后阶段体重超标。如果体重超标，饮食尽量以低脂和低热量的蔬菜及谷类食物为主，荤菜选择高蛋白、低脂肪的，如鱼、虾、牛肉等，并增加活动量。

## 🔍 营养情况速查

| 测量指标 | 上限 | 下限 | 标准 |
|---|---|---|---|
| 满40周宫高（厘米） | 30.0 | 34.0 | 33.0 |
| 满40周腹围（厘米） | 89.0 | 100.0 | 94.0 |

孕10月，每个孕妈妈的增重各不相同。一般来说，增重1.5千克左右对于孕妈妈和胎宝宝而言相对安全和健康。如果孕妈妈在妊娠前体重过轻，一般会有更多的体重增长。

## ✏️ 营养重点：维生素 $B_{12}$、锌、铁

### 维生素 $B_{12}$

孕6月至出生后6个月是胎宝宝脑神经细胞及髓鞘形成和发育的关键期。髓鞘的发育依赖于维生素 $B_{12}$。这种维生素几乎只存在于动物制品中，孕妈妈可以从瘦畜禽肉、低脂奶制品中获得。素食孕妈妈可通过补充制剂和吃强化早餐麦片，来保证吸收足够的维生素 $B_{12}$。

### 锌

胎宝宝对锌的需求量在整个孕期比较平均。但孕妈妈体内储存的锌，大部分在胎宝宝的成熟期间被利用。孕晚期应保持每日补充锌9.5毫克。

### 铁

生产会造成孕妈妈血液流失，阴道生产的出血量是350~500毫升，剖宫产失血最高会达750~1000毫升。孕晚期补铁是不容忽视的，推荐补充量为每日29毫克左右。

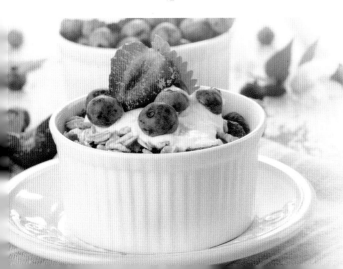

职场孕妈妈早餐时间很短，不妨来上一杯酸奶加燕麦、水果，制作简单又方便，还能补充孕期所需的叶酸、维生素C以及膳食纤维等营养素。

## ❗ 孕10月饮食禁忌

### ✖ 不宜吃过多油腻食物

临产前，孕妈妈的食欲会受到一定的影响，过度地吃大鱼大肉、油炸食品会让胃的胀饱感加重，不适感增加。建议吃一些清淡、软烂、热量略微高的食物，既容易消化，又能提供能量。

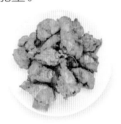

### ✖ 不宜多吃果脯和巧克力

果脯中含有大量人造色素和防腐剂，还含有大量的糖和盐，属于重口味、高热量的食物；巧克力中含有咖啡因，吃多了可能会影响睡眠。所以孕妈妈最好少吃或不吃。

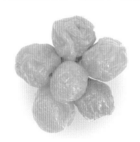

### ✖ 忌在剖宫产前吃东西

手术前一天，晚餐要清淡，午夜12点以后不要吃东西，以保证肠道清洁，减少术中误吸风险。手术前6~8小时不要喝水，以免麻醉后呕吐，增加手术的风险。

## 🍴 一周瘦孕饮食清单

| 餐次 | 周一 | 周二 | 周三 |
|------|------|------|------|
| 早餐 | 枣莲三宝粥1碗<br>煮鸡蛋1个 | 鸡汤馄饨1碗 | 平菇芦笋饼1份<br>豆浆小米粥1碗 |
| 午餐 | 米饭1碗<br>麦香鸡丁1份<br>芥蓝腰果炒香菇1份 | 米饭1碗<br>杏鲍菇炒猪肉1份<br>虾仁豆腐羹1份 | 五谷饭1碗<br>核桃乌鸡汤1份<br>黑木耳炒山药半份 |
| 晚餐 | 米饭半碗<br>薯角拌荷兰豆1份<br>三鲜炒春笋1份 | 米饭1碗<br>蛤蜊蒸蛋1份<br>番茄烧茄子1份 | 米饭1碗<br>肉末炒豇豆1份<br>多福豆腐袋半份 |
| 加餐 | 低脂酸奶1杯<br>猕猴桃1个 | 木瓜牛奶汁1杯<br>梨1个 | 蔬菜沙拉1份<br>低脂牛奶1杯 |

注：除正餐外，孕妈妈如果感觉饿了，可以适当加餐。

## 运动指导：深呼吸缓解紧张

　　孕妈妈在孕晚期都会有点紧张和焦虑，既希望宝宝早点出生，又对分娩有些恐惧。孕妈妈应当适当运动，如饭后散步、冥想、深呼吸等，让身体充分休息，并且密切关注自己的变化，积极熟悉产程，平缓情绪。空闲时还可以提前学习拉玛泽生产呼吸法，这有助于孕妈妈树立信心，在即将到来的分娩中保持镇定。

## 保健重点：放松心情，保持精力

### 临产前不要疲倦劳累

　　分娩前，孕妈妈生活起居一定要有规律，要放松心情，吃好、休息好。保持精力，避免疲倦劳累，是保证孕妈妈顺利生产的重要条件。要努力让精神和身体处于最佳状态，以利于顺利生产。

### 安排好坐月子事宜

　　宝宝出生后，晚上跟谁睡？三餐谁来做？谁帮宝宝换尿不湿？为避免手忙脚乱，建议在宝宝出生前就开个家庭会议，把照顾母婴的工作分配一下，为新生宝宝创造一个和谐的家庭环境。

| 周四 | 周五 | 周六 | 周日 |
|---|---|---|---|
| 玉米红豆粥1碗<br>素包1个 | 鲜虾粥1碗<br>菠菜鸡蛋饼1份 | 素蒸饺1份<br>煮鸡蛋1个 | 绿豆薏米粥1碗<br>煮鸡蛋1个 |
| 米饭1碗<br>鱼头豆腐汤1份<br>炒菜花1份 | 素炒饼1份<br>虾米炒洋葱1份<br>海参豆腐煲1份 | 椒盐小饼1份<br>清蒸排骨1份<br>清炒空心菜1份 | 米饭1碗<br>素什锦1份<br>鸡脯扒小白菜1份 |
| 米饭1碗<br>双味毛豆1份<br>番茄炖牛腩半份 | 五谷饭1碗<br>爆炒鸡肉1份<br>青菜豆腐汤1份 | 玉米面发糕1份<br>蒜蓉茼蒿<br>清炒时蔬1份 | 香菇肉粥1碗<br>蒜蓉粉丝蒸大虾1份<br>莲藕番茄汁1份 |
| 橙子1个<br>低脂牛奶1杯 | 低脂酸奶1杯<br>核桃2颗 | 红豆西米露1杯<br>橙子1个 | 草莓100克<br>松子1把 |

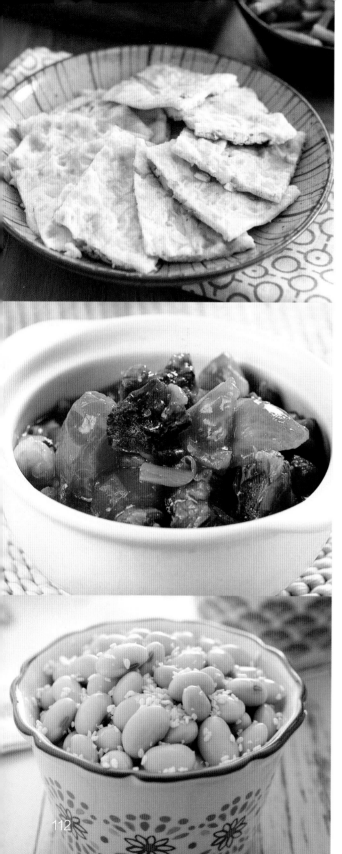

# 孕10月助产食谱

## 平菇芦笋饼
主食

**原料:**平菇50克,芦笋3根,鸡蛋1个,盐、植物油各适量。

**做法:**①平菇洗净,撕成小朵,切碎;芦笋洗净,切碎;鸡蛋打入碗内,加盐搅匀。②油锅烧热,下平菇碎、芦笋碎,加盐,稍微煸炒,均匀摆在锅底。③鸡蛋液浇在锅底,使平菇碎和芦笋碎都能沾到蛋液,煎至凝固、两面金黄即可。

**营养分析:**平菇中含有人体必需的多种氨基酸,而且种类十分丰富,孕妈妈经常食用可以增强免疫力。

## 番茄炖牛腩
炖菜

**原料:**牛腩250克,番茄、土豆各1个,洋葱、姜片、葱花、蒜片、生抽、冰糖、盐、植物油各适量。

**做法:**①牛腩洗净,切块;土豆和番茄洗净去皮,切块;洋葱去皮洗净,切丁。②油锅烧热,土豆块煎至两面变色,捞出备用。③锅中留少许底油,爆香姜片、洋葱丁、葱花、蒜片,放牛腩块翻炒至变色,放入番茄块、生抽、冰糖,加水没过肉,炖煮1小时。④放入土豆块,炖煮15分钟,加盐调味,收汤即可。

**营养分析:**此菜不仅汤浓味美,酸甜适口,而且热量低,是$\beta$-胡萝卜素、叶酸、铁、蛋白质的较好来源。

## 双味毛豆
凉菜

**原料:**毛豆100克,柠檬1个,白芝麻、盐、黑胡椒碎各适量。

**做法:**①毛豆洗净,用盐搓掉表面绒毛,放入锅中,加开水煮3分钟,捞出过凉水,剥壳待用。②炒熟白芝麻,研磨成碎末;用擦丝机擦取柠檬表面黄皮,加黑胡椒碎和盐拌匀。③毛豆分两份,分别撒上两种调味料拌匀即可。

**营养分析:**毛豆含有丰富的膳食纤维,能帮助孕妈妈润肠通便,缓解孕晚期便秘。

## 杏鲍菇炒猪肉

原料:猪里脊肉50克,杏鲍菇1个,黄瓜半根,盐、白糖、鸡蛋清、生抽、植物油各适量。

做法:①杏鲍菇洗净,切片,焯烫一下;猪里脊肉洗净,切片,用盐、白糖和鸡蛋清腌制;黄瓜洗净,切片。②油锅烧热,倒入猪里脊肉片炒至变白,倒入生抽、黄瓜片翻炒。③杏鲍菇片入锅一起翻炒,炒熟后加盐调味即可。

营养分析:杏鲍菇含水量高、能量和脂肪含量低,而且味道鲜美,孕妈妈可适量多吃。

## 炒菜花

原料:菜花150克,胡萝卜半根,高汤、盐、葱丝、姜丝、芝麻油、植物油各适量。

做法:①菜花洗净,掰成小朵,焯烫断生;胡萝卜去皮洗净,切片。②油锅烧热,爆香葱丝、姜丝,放菜花、胡萝卜片翻炒,加盐调味,加高汤烧开。③小火煮5分钟后,淋芝麻油即可。

营养分析:菜花富含膳食纤维,能促进胃肠蠕动,有助于清除宿便,改善孕妈妈便秘的症状。胡萝卜中的β-胡萝卜素可以增强免疫力,并有润滑肌肤的作用。

## 核桃乌鸡汤

原料:乌鸡半只,核桃仁4颗,枸杞子、葱段、姜片、料酒、盐各适量。

做法:①乌鸡洗净,切块。②锅中加水,放入鸡块,烧开后撇去浮沫。③加核桃仁、枸杞子、料酒、葱段、姜片同煮。④再次烧开后转小火,炖至肉烂,加盐即可。

营养分析:乌鸡含蛋白质、B族维生素等,其中很多营养素的含量均高于普通鸡肉,胆固醇和脂肪含量也很低,适合孕晚期补充体能。

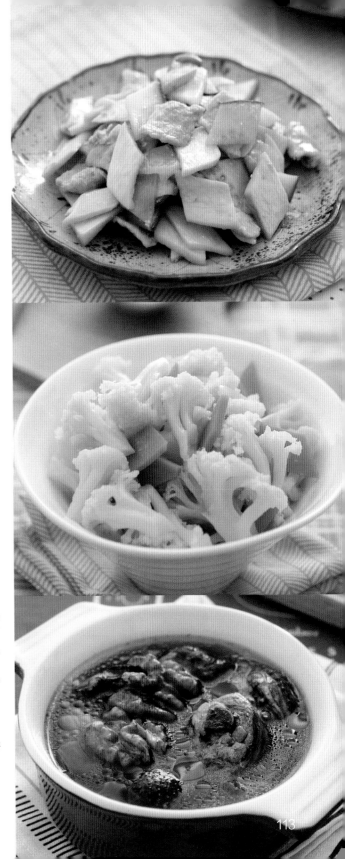

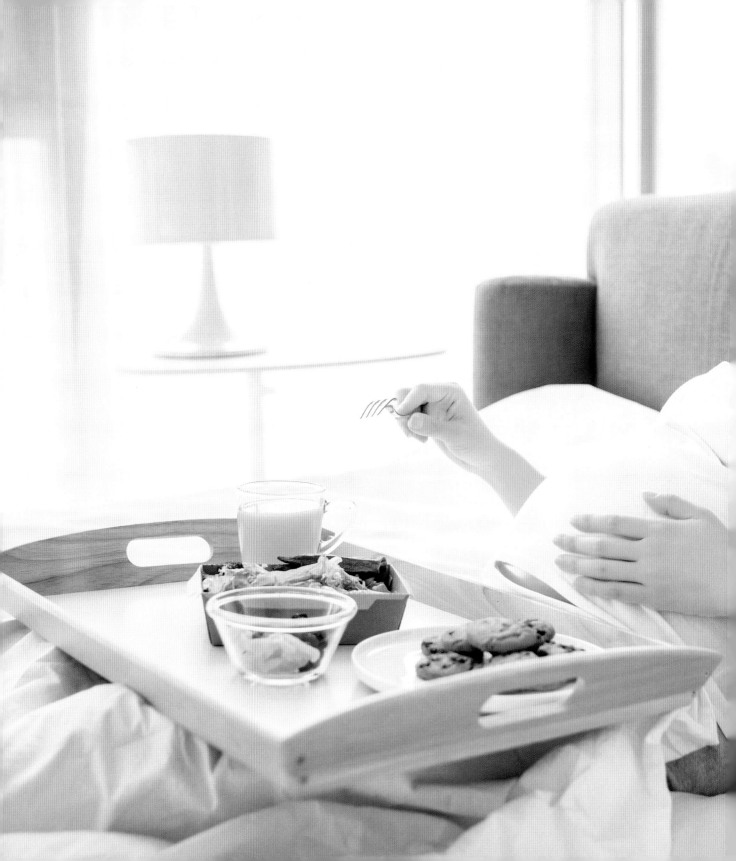

# 第4章

# 孕期常见不适
# 饮食调理

💜 自我判断　　　💜 照护提示　　　💜 食疗方推荐

# 孕期呕吐

孕期呕吐的主要症状就是恶心、呕吐，尤其是早上起床时或者闻到油烟味以及讨厌的味道时，更容易加重恶心的感觉。另外，由于孕吐，孕妈妈会出现体重下降、气色不佳、易疲劳、想睡觉等症状。

## 自我判断

孕期呕吐是孕早期的一种常见反应，一般在怀孕第2个月出现。当孕早期结束时，也就是孕12周之后，孕期呕吐会逐渐减轻或者消失。但是有些孕妈妈会出现持续性呕吐，甚至连喝水都吐，或者闻到食物的味道就会感到恶心，以至于根本不能正常进食、喝水。这种情况下，孕妈妈只能靠消耗身体中原有的营养素来维持身体活动，这会导致孕妈妈体重下降。这样对孕妈妈和胎宝宝都不利，需立即寻求医生的帮助。

## 照护提示

孕早期是胚胎形成的时期，对营养素需求的增加不是特别明显，只要孕吐不严重，持续的时间不长，孕妈妈每天还能吃一定量的食物，呕吐对孕妈妈和胎宝宝的影响就不会很大。

- 1 为了克服晨吐症状，早晨可以在床边准备一杯水、一片面包，或一小块水果、几粒花生，它们会帮孕妈妈抑制强烈的恶心感。

- 2 可以在纸巾上滴几滴清香的果汁（如柠檬汁），当闻到"难闻"的气味时可应急使用。

- 3 避免吃过于油腻、味道过重的食物，它们会使孕妈妈产生恶心甚至心悸等症状。

- 4 见到想吃的食物要马上吃，不要等到拿回家后再吃。因为有可能买回家之后，就不再想吃了。

- 5 即便是再想吃的东西，也不要多吃，控制食量才会使自己感觉舒畅。

- 6 凉的食物较容易被接受，只要不是油腻的食物，都可以放凉以后食用。

- 7 身心放松很重要。妊娠反应是生理反应，多数孕妈妈的孕吐反应一两个月就会过去，因此要以"向前看"的态度度过这一阶段。

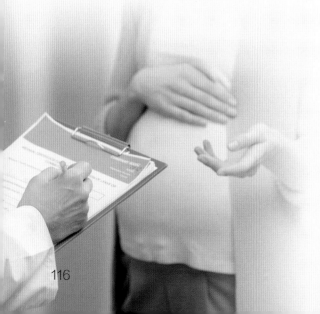

## 有助于缓解症状的食材

| 种类 | 推荐食材及食用方法 |
|---|---|
| 奶类及奶制品 | 牛奶、酸奶、奶片等，但不建议孕妈妈早上空腹直接饮用酸奶。 |
| 鱼类 | 鲈鱼、黄花鱼等，以清炖、清蒸、水煮、水煎、爆炒为主要烹饪方法，少采用红烧、油炸、油煎等方法。 |
| 谷类及谷制品 | 绿豆、大米、燕麦等，建议做成易消化的粥，可作为主食食用，如大米粥、八宝粥、玉米粥等；还有面包、麦麸饼干。 |
| 蔬菜类 | 菠菜、油麦菜、青菜等，可选择凉拌、素炒、醋熘的方式来烹调。 |
| 水果类 | 柠檬、苹果、梨、香蕉、草莓、橙子、西瓜、枇杷等，可以做成水果沙拉，也可以榨果汁，尤其是柠檬汁能很好地调节孕妈妈的胃口。 |
| 坚果类 | 花生、核桃、松子等，可在三餐间作为加餐食用。 |
| 其他类 | 姜能有效缓解孕吐，如果感到恶心，可以含两片姜，或者喝口姜汁。 |

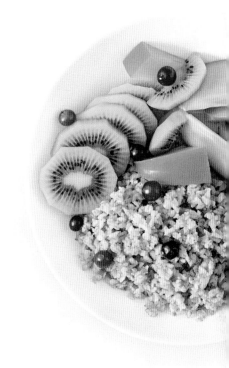

## 食疗方推荐

| 食谱 | 做法 |
|---|---|
| 姜汁米汤 | 生姜1块，米汤200毫升。生姜洗净，取生姜汁5~7滴，加入米汤内，频频饮服。 |
| 橙子煎 | 橙子1个。橙子洗净，切4瓣（带皮），加蜂蜜少许，煎汤，频频饮服。 |
| 西瓜汁 | 西瓜肉300克。西瓜肉榨汁，频频饮服。 |
| 绿豆饮 | 绿豆50克。绿豆洗净，放入锅中，加水煎汤，感到不舒服时就喝一点。 |
| 枇杷饮 | 鲜枇杷叶（刷去毛）、鲜芦根各10克。鲜枇杷叶、鲜芦根洗净，水煎取汁代茶饮。 |
| 雪梨饮 | 雪梨1个。雪梨洗净，去皮、去核，切薄片，水煮片刻，放凉，频频饮服。 |
| 生姜茶饮 | 生姜、橘皮各10克。生姜洗净，切片；橘皮洗净。生姜片、橘皮加适量红糖煮水代茶饮。 |

**尽量避免空腹**

孕早期胃口差，孕妈妈要尽量进食，少食多餐，可以选择一些营养价值高的零食，如核桃、松子等作为正餐之间少量的加餐。

在食物选择方面，要以对症适应为主，不要片面追求营养价值，建议多吃素食和清淡易消化的食物。孕妈妈可以根据食欲状况进餐，不必过于介意营养平衡问题，能吃多少就吃多少，能吃什么就吃什么。

即使一时吃不下，也不必过于焦虑，保持良好平和的心态十分重要。

# 孕期便秘

孕激素使胃酸分泌减少，胃肠道的肌肉张力和蠕动能力减弱，食物在腹内停留的时间变长，加之日渐增大的子宫压迫直肠，孕妈妈腹壁的肌肉变得软弱，腹压减小，便秘就出现了。

## 自我判断

一般情况下，2~3天不排便就是便秘了，而有些孕妈妈即使只有1天不排便，都会觉得很痛苦，这也是便秘。总之，如果和孕前相比变化明显，排便的时候比较痛苦，就算是便秘。腹内积累的毒素不利于机体代谢，还会影响身体健康。所以孕妈妈超过5天不排便，就应该到医院就诊。

##  照护提示

- **1** 一般在一日三餐进食后较易出现便意。排便时不要看书、看手机，保持放松心态，避免因精神压力而加重便秘。

- **2** 每天早晨空腹，大口大口地饮用1000毫升温开水，使水来不及被肠道吸收便到达结肠，促进排便。

- **3** 可将核桃、酸奶、烤紫菜、西梅、香蕉作为零食，这些食物不但富含营养，还有改善便秘的作用，一举两得。香蕉熟透时食用可促进排便，但食用半生不熟的香蕉反而会引起便秘。

- **4** 避免久站、久坐。工作时每隔1~2小时起来活动一下身体，保证每周至少进行2次或3次运动。每天早晨饮用温开水后进行运动，能一定程度上缓解便秘。

*通过运动能增强孕妈妈的四肢肌肉收缩力，运动前喝一杯温水促进胃肠道蠕动，可缓解便秘。*

## 有助于缓解症状的食材

| 种类 | 推荐食材及食用方法 |
| --- | --- |
| 蔬菜类 | 大蒜、白萝卜、莴笋、魔芋、南瓜、菜花、胡萝卜、芹菜等，建议用水煮或者清炒的方式烹饪。 |
| 水果类 | 菠萝、木瓜、苹果、香蕉、桃、西梅、火龙果、无花果等，建议去皮后食用。 |
| 奶类 | 酸奶，建议饭后1小时饮用。 |
| 谷类 | 燕麦、红豆、绿豆等，熬粥或者煲汤均可。 |
| 薯类 | 红薯、芋头、土豆等，薯类食物性质平和、膳食纤维丰富，吃法多样，确保煮熟即可。 |
| 菌类 | 蘑菇、黑木耳、银耳、香菇、金针菇等，用来做汤、清炒、凉拌都可。 |
| 其他类 | 海带、紫菜、裙带菜等，用来做汤或者凉拌；核桃、黑芝麻富含脂肪，能润肠通便，可做粥；蜂蜜有缓解肠燥便秘的功效，可调水饮服。 |

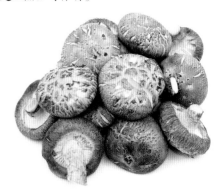

香菇蒂中的膳食纤维含量更丰富，能有效促进胃肠蠕动，建议烹饪时保留。

## 食疗方推荐

| 食谱 | 做法 |
| --- | --- |
| 牛奶香蕉木瓜汁 | 木瓜肉、香蕉肉各20克，牛奶200毫升。全部食材榨汁，每晚睡前喝1杯。坚持3天就会有很好的效果。 |
| 无花果粥 | 大米50克，无花果15克。大米淘洗干净，加水烧开，放入无花果，煮至米花汤稠盛出，服用前加适量蜂蜜或白糖即可。 |
| 核桃粥 | 大米50克，核桃仁2个。大米淘洗干净；核桃仁捣碎。大米加水烧开，加入核桃碎，煮至米花汤稠即可。 |
| 芝麻粥 | 大米50克，黑芝麻5克。大米淘洗干净；黑芝麻炒熟、研碎。大米加水烧开，加黑芝麻，煮至米花汤稠即可。 |
| 酥蜜粥 | 大米50克，芝麻油5克，蜂蜜25克。大米淘洗干净，加水烧开，加入芝麻油、蜂蜜，煮至米花汤稠即可。 |

**不可随意服用泻药**

孕妈妈使用药物的目的是润肠，如果产品说明书上已经写明了孕妇禁用，就绝对不能用。在使用所有药品之前，一定要咨询医生，千万不可擅自服药。

有些中药也可能含有导致流产和早产的成分，如大黄，所以使用前应该征求医生的意见。最好是通过饮食和适量运动来改善便秘，这样更为安全有益。

# 孕期胃胀气

吃完东西后就不停地打嗝，打嗝厉害时就想吐，不管吃什么都胀气，等稍微舒服了，就会感觉到饿，再吃东西又会重复以上情况。这就是孕期胃胀气的表现。

## 自我判断

出现单纯的胃胀气不必紧张，这是孕期的常见现象，无须特别治疗，孕妈妈留意情况变化即可。

如果除了感觉胃部胀气之外，还感到腹痛或腹部痉挛，或伴有便血、剧烈腹泻、便秘，或因胀气而恶心呕吐加重，一定要及时就医。

## ♥ 照护提示

·1· 少食多餐，细嚼慢咽，以1天吃6~8餐的方式进食，建议选择半流质、易消化的食物，吃饭时不要喝太多水。

·2· 饭后1小时可按摩腹部，促进胃肠道蠕动。孕妈妈坐在有扶手的椅子或沙发中，身体呈45°半卧姿，手掌从右上腹部开始，顺时针方向移动到左上腹部，再往左下腹部按摩，切记不能按摩子宫所在部位。

·3· 饭后30~60分钟，建议出门散步20~30分钟，来促进消化。

·4· 穿宽松、舒适的衣服，不要穿任何束缚到腰和肚子的衣服。

·5· 胀气严重时避免吃淀粉类、豆类这些易产气且容易使肠胃不适的食物。

## 有助于缓解症状的食材

| 食材 | 作用及做法 |
| --- | --- |
| 金橘 | 理气、解郁、化痰、除胀。可以用金橘煎汤或泡茶喝。 |
| 佛手 | 理气、化痰、消食。可取鲜佛手15克，或干品5克，用开水冲泡，代替茶饮。 |
| 白萝卜 | 下气消食、生津利尿。可凉拌，也可煮粥、做菜 |

## 食疗方推荐

| 食谱 | 做法 |
| --- | --- |
| 米醋萝卜 | 白萝卜1根。白萝卜去皮洗净，切片，加少许花椒、盐和醋，泡4小时即可。 |
| 糖拌萝卜丝 | 白萝卜1根。白萝卜去皮洗净，切丝，加白糖、葱丝、姜丝、生抽、芝麻油、醋拌匀即可。 |
| 大丰收 | 白萝卜半根，莴笋、黄瓜各1根，生菜1棵。白萝卜、莴笋、黄瓜去皮洗净，切成约1指宽的条；生菜洗净，切片。全部食材装盘，可蘸甜面酱食用。 |

# 妊娠贫血

孕妈妈会遭遇两种贫血：巨幼红细胞贫血和缺铁性贫血。前者主要是由怀孕后身体缺乏叶酸及维生素 $B_{12}$ 引起的；后者是由孕妈妈孕前体内铁存贮量不足，怀孕后未能及时通过饮食补充而引起的。

## 自我判断

孕晚期，孕妈妈体内血容量增加，红细胞数和血色素相对减少，胎盘和胎宝宝发育对铁的需求量达到孕前的2倍，因而易引发缺铁性贫血。

如果孕妈妈经常感到疲惫、头晕眼花、耳鸣，失眠怕冷、脸色发黄、指甲苍白脆弱，或由蹲姿起立时感到晕眩、眼前发黑，就可能已经有些贫血了。这时需要去做血常规检查，如果显示血红蛋白低于110克/升，就会被诊断为贫血。一般来说，绝大部分孕妈妈都是缺铁性贫血。

## ♥ 照护提示

·1· 女性在怀孕前就要注意补铁，可以多吃瘦肉、动物肝脏及动物血（鸭血、猪血）、豆制品等富含铁的食物。

·2· 水果和蔬菜虽然铁含量不高，但所含的维生素C能促进铁的吸收。故在吃富含铁的食物的同时，不妨吃一些果蔬，来提高铁的吸收率。

·3· 体内缺乏叶酸也会造成贫血，孕期应注意进食富含叶酸的食物，如动物肝脏、绿叶蔬菜及鱼、蛋、杂豆、豆制品、坚果等。

·4· 按时去做产前检查，在妊娠的中后期至少要检查2次血红蛋白，及时发现贫血，以便采取相应措施。

## 富含铁元素的食材

| 种类 | 推荐食材 |
| --- | --- |
| 动物内脏 | 猪肝、牛肝、羊肝、鸡肝等。 |
| 动物血液 | 猪血、鸭血、鸡血等。 |
| 其他 | 黑木耳、芝麻、猪肉、牛肉、枸杞子等。 |

## 食疗方推荐

| 食谱 | 做法 |
| --- | --- |
| 鸭血青菜汤 | 鸭血、青菜各50克。鸭血、青菜洗净，切丝，加入开水煮熟，加盐调味，出锅撒上香菜叶即可。 |
| 青椒黑木耳炒猪肝 | 猪肝50克，干黑木耳5克，青椒100克。猪肝洗净，切片，用料酒、盐、干淀粉腌制；干黑木耳用温水泡发，洗净；青椒洗净，切块。油锅烧热，加入猪肝炒至变色，加入黑木耳和青椒，炒至断生，加盐即可。 |
| 猪肉牛蒡粥 | 大米50克，牛蒡10克，猪瘦肉15克。大米淘洗干净；牛蒡去皮洗净，切段；猪瘦肉洗净，切碎。大米加水煮沸，加入牛蒡、猪瘦肉，煮至猪瘦肉变色，加盐即可。 |
| 枸杞子粥 | 大米50克，枸杞子15克。大米、枸杞子分别洗净。大米加水煮沸，加入枸杞子，煮至米花汤稠即可。 |

# 妊娠水肿

　　妊娠水肿最早出现于足背，以后逐渐向上蔓延到小腿、大腿、外阴以至下腹部，严重时会波及上肢和脸部，并伴有尿量减少、体重明显增加、容易疲劳等症状。这种情况是因为胎宝宝逐渐增大，羊水增多，孕妈妈下肢静脉受压，血液回流受阻。

## 自我判断

　　孕期一定程度的水肿是正常现象。若只是脚部、手部轻度水肿，无其他不适者，可不必做特殊治疗。通常到了晚上水肿稍重一些，经过一夜睡眠便会有所减轻。如果早上醒来后水肿还很明显，整天都不见消退，或是发现脸部和眼睛周围都肿了，手部也肿得很厉害，或者脚和踝部突然严重肿胀，一条腿明显比另一条腿水肿得厉害，就要及早就医，这可能是妊娠水肿或轻度妊娠高血压综合征的表现。

## 照护提示

- ·1· 侧卧比仰卧更能减少早晨的水肿。
- ·2· 避免久站或久坐，每0.5~1个小时就起来走动，尽可能地经常把双脚抬高、放平。
- ·3· 选择鞋底防滑、鞋跟厚、轻便透气的鞋。
- ·4· 尽量穿纯棉衣物。
- ·5· 不要吃过咸、难消化和易胀气的食物，如油炸的糯米糕、红薯、洋葱、土豆，以防止水肿加重。

尽量减少久站或久坐，可以每天按摩双腿或用热水泡泡脚。

### 水肿不宜忌盐

　　即使水肿，也不宜忌盐。盐分不足易导致孕妈妈出现食欲缺乏、倦怠乏力等症状，严重时会影响胎宝宝发育。正常情况下每日的摄盐量以少于6克为宜。

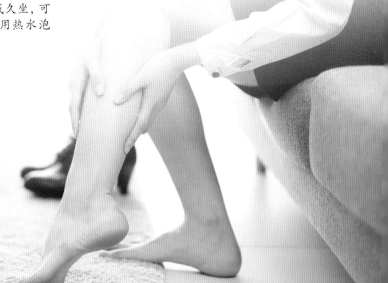

## 有助于缓解症状的食材

| 种类 | 作用 |
|---|---|
| 动物类、豆类 | 孕妈妈每天要保证摄入畜、禽、鱼、虾、蛋、奶等动物类及豆类食物。这两类食物含有丰富的优质蛋白，可以帮助增强体质，预防因缺乏蛋白质而造成的营养不良性水肿。 |
| 蔬菜类、水果类 | 蔬菜和水果中含有人体必需的多种维生素和微量元素，它们可以提高机体抵抗力，加强新陈代谢，还具有解毒利尿等作用。 |

## 食疗方推荐

| 食谱 | 做法 |
|---|---|
| 大米绿豆猪肝粥 | 大米、猪肝各50克，绿豆25克。大米、绿豆淘洗干净；猪肝洗净，切碎。大米、绿豆加水煮至快熟烂时，加入猪肝，待猪肝熟透即可（不宜加盐）。隔日1次，连服5~7次。 |
| 黑豆冰糖水 | 黑豆、冰糖各50克。黑豆洗净，同冰糖一起入锅，加适量水，小火煮至黑豆熟透即可。每日1次，连用5~7次。 |
| 鲤鱼黑木耳汤 | 鲤鱼250克，水发黑木耳30克。鲤鱼去内脏，洗净；水发黑木耳洗净。鲤鱼、黑木耳一起入锅，加适量水、植物油、盐、姜片、葱段炖熟，出锅前加醋即可。 |
| 鲤鱼冬瓜汤 | 鲤鱼头1个，冬瓜100克。鲤鱼头去鳞，洗净；冬瓜处理干净，切片。鲤鱼头、冬瓜一起入锅，加适量水、植物油、盐、葱段、姜片炖熟即可。每日1次，服3~5次可见效。 |
| 冬瓜蜂蜜汁 | 冬瓜汁100毫升，蜂蜜10毫升。冬瓜汁、蜂蜜调匀后饮服。每日早晚各1次，连用7天。 |

# 腿抽筋

当体内缺钙时，肌肉兴奋性增强，就容易发生肌肉痉挛。孕期由于双腿肌肉的负担大，因此发生抽筋的现象比较常见。而有的孕妈妈在夜间睡觉时小腿肚子着凉、受压，也会引起抽筋。

## 自我判断

如果孕妈妈不是偶尔腿抽筋，而是经常出现肌肉疼痛、腿部肿胀或触痛，就应该去医院做检查。这可能是下肢静脉血栓的征兆，需要立即治疗。怀孕期间发生静脉血栓的概率会变高。

虽然很多孕妈妈出现腿抽筋现象是因为缺钙，但绝不能以小腿抽筋作为判断需要补钙的标准，更不能因小腿抽筋就大量补钙。

### 腿抽筋不一定表示缺钙

由于个体差异，有些孕妈妈在体内钙缺乏时，并不会出现小腿抽筋的症状，而有些孕妈妈小腿抽筋也未必全是因为缺钙。如果对自己的情况不确定，可以寻求营养科医生的帮助。

## 照护提示

- 1· 一旦发生腿抽筋现象，立即用手抓住抽筋一侧的大脚趾，再慢慢伸直脚背，然后努力伸腿，抽筋就会缓解；或用双手使劲按摩小腿肚子，也能见效。

- 2· 为了防止夜间小腿抽筋，可在睡前按摩腿部，也可用热水洗脚、洗腿后再睡。

- 3· 平时要穿软底鞋，不宜走路太多，以免腿部过于劳累。夜间睡觉要避免潮湿和受凉。

- 4· 如果腿抽筋频繁发生，则应就医治疗。

- 5· 腿抽筋多是缺钙引起的，平时要多吃含钙丰富的食物，如牛奶、鱼、虾等。

- 6· 尽量少吃腌制、加工的食物，这些食物中的磷会阻止钙沉积到骨骼中。

- 7· 多晒太阳，便于体内生成维生素D，增进人体对钙的吸收。

- 8· 调整睡姿，最好采用舒服的侧卧位。"伸懒腰"时注意双脚不要伸得过直，并且注意下肢的保暖。

- 9· 睡前把生姜切片加水烧开，待水温降到可以承受时用来泡脚，或用湿热的毛巾热敷小腿，既有助于血液循环，还能安神助眠。

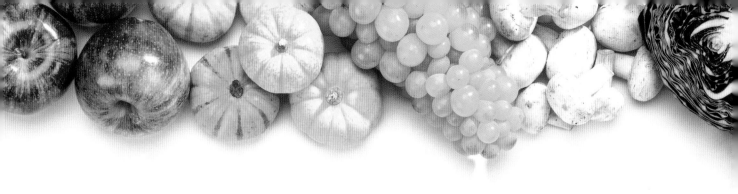

## 富含钙元素的食材

| 种类 | 推荐食材 |
| --- | --- |
| 奶类及奶制品 | 牛奶、羊奶、酸奶、奶酪等。 |
| 蔬菜类 | 小白菜、油菜、茴香、香菜、芹菜等。 |
| 豆类及豆制品 | 大豆、绿豆、红豆、花豆以及豆浆、豆腐等（注意豆制品不宜与草酸含量高的蔬菜一起烹制，如笋、茭白、菠菜等，否则会妨碍钙的吸收）。 |
| 海产品 | 海虾、海鱼、海带、海藻等。 |

## 食疗方推荐

| 食谱 | 做法 |
| --- | --- |
| 鸭血豆腐汤 | 鸭血50克，豆腐100克。鸭血、豆腐分别切块，放入开水中煮熟，加醋、盐调味，撒上香菜叶即可。 |
| 奶汁烩生菜 | 生菜、西蓝花各50克，牛奶150毫升。生菜洗净，切段；西蓝花洗净，掰成小朵。油锅烧热，放入生菜、西蓝花翻炒，加盐调味，盛盘。牛奶烧开，倒入高汤，用盐、水淀粉勾芡，熬成稠汁，浇在生菜盘中即可。 |
| 银鱼豆芽 | 银鱼10克，豌豆30克，黄豆芽150克，胡萝卜25克。银鱼洗净，氽烫，捞出沥干；豌豆洗净，煮熟；黄豆芽洗净；胡萝卜去皮洗净，切丝。油锅烧热，爆香葱花，放入黄豆芽、胡萝卜丝及银鱼略炒，再放入豌豆炒片刻，加盐调味即可。 |
| 松仁海带汤 | 松仁20克，海带100克，鸡汤适量。海带用温水泡发，洗净切丝。锅中加入鸡汤、松仁、海带丝，小火煨熟，加盐调味即可。 |

# 妊娠糖尿病

孕妈妈易出现体内糖代谢紊乱，导致血糖升高和尿糖。饮食结构不合理，例如营养过剩和高糖、高脂肪、高蛋白的食物摄取过多，都易引发妊娠糖尿病。

## 自我判断

很多患有妊娠糖尿病的孕妈妈不会出现任何不适，如果在定期产检时，发现平时正常的血糖值突然变高，就要注意了。宝宝出生后，大多数曾患有妊娠糖尿病的妈妈短期内血糖会恢复正常。但再次怀孕时发生妊娠糖尿病以及往后患上糖尿病的概率会增加。

## 有助缓解症状的食材

| 种类 | 作用及做法 |
| --- | --- |
| 豆类及豆制品 | 豆类食物富含蛋白质、矿物质、维生素等营养素，豆油中还有较多的不饱和脂肪酸。 |
| 粗杂粮 | 莜麦面、荞麦面、燕麦、玉米面等含有多种微量元素、B族维生素和膳食纤维，可将玉米面、豆面、白面按2:2:1的比例做成三合面馒头、烙饼、面条等。 |

## 照护提示

· 1 · 患妊娠糖尿病的孕妈妈，营养需求与正常孕妈妈相同，要注意控制饮食，运动以不引起宫缩、心率正常为原则。

· 2 · 少吃多餐，避免暴饮暴食，总量不变、餐次增多有利于平稳血糖。

· 3 · 严格控制糖果、饼干、糕点、红薯等高碳水化合物食品的摄入。主食应做到粗细搭配，适当控制食用量，运动量少时，主食每日吃200~250克即可。

· 4 · 膳食纤维可辅助降低血糖、胆固醇水平，其摄取量建议逐渐提升到每天30克左右。

· 5 · 血糖控制较稳定时，两餐之间可适当补充低糖分水果，如柚子、猕猴桃、草莓等，但每天不宜超过250克。

## 食疗方推荐

| 食谱 | 做法 |
| --- | --- |
| 腐竹拌黄瓜 | 豆芽30克，干腐竹50克，黄瓜半根，盐、醋、芝麻油各适量。豆芽洗净，焯烫至熟；干腐竹用冷水泡发，焯烫，切段；黄瓜洗净，切丝。将腐竹、黄瓜丝、豆芽与盐、醋、芝麻油拌匀即可。 |

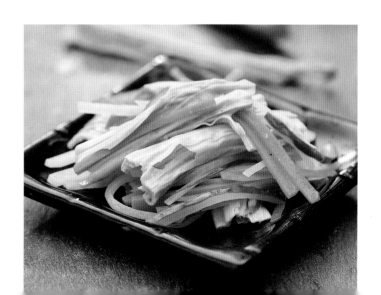

# 妊娠纹

妊娠纹是怀孕后子宫膨胀超过腹部肌肤的伸张度，导致皮下纤维组织及胶原蛋白纤维断裂，从而产生的裂纹。另外，怀孕期间激素改变，或者体重增加过快，也会导致妊娠纹出现。

## 自我判断

妊娠纹多出现在腹部，也会出现在大腿内外侧、臀部、胸部、肩膀与手臂等处，与遗传也大有关系。妊娠纹呈紫色或粉红色，往往由身体中央向外放射，呈平行状或放射状。夏天潮湿炎热，妊娠纹往往还会引发皮肤瘙痒、湿疹等问题。

## 照护提示

- 1 均衡营养，保持正常的体重增加，少吃油炸、高糖的食物，多吃富含膳食纤维和维生素C的蔬菜、水果。

- 2 作息规律，帮助身体建立规律的新陈代谢，有利于皮肤保持弹性。

- 3 从怀孕初期到产后3个月，每天早晚取适量抗妊娠纹乳液涂于腹部、髋部、大腿根部和乳房等部位，并用手做圆形按摩帮助皮肤吸收乳液，可减少妊娠纹的出现。产前没有妊娠纹的孕妈妈也可使用，有些细微的妊娠纹会在减肥瘦身后显现。

- 4 使用孕妈妈专用的托腹带，减轻腹部的负担，也能预防妊娠纹的出现。

## 有助于缓解症状的食材

富含维生素C的各类新鲜水果、蔬菜，如番茄、柠檬、猕猴桃、土豆、西蓝花等，具有消退色素的作用。而其中对抗妊娠纹"火力"最强的，就数番茄。除了丰富的维生素，它含有的番茄红素的抗氧化能力非常显著。

## 食疗方推荐

| 食谱 | 做法 |
| --- | --- |
| 番茄汁 | 番茄2个。番茄洗净去皮，放入搅拌机中加适量水打汁即可。番茄性寒，饮用番茄汁前应先吃点其他食物。 |
| 炒西蓝花 | 西蓝花300克。西蓝花洗净，掰成小朵。油锅烧热，放入西蓝花炒熟，加盐调味即可。 |

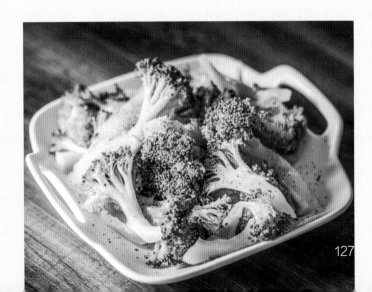

# 妊娠高血压综合征

妊娠高血压综合征的临床诊断标准为孕20周后血压超过140/90毫米汞柱，或者血压较以前升高超过30/15毫米汞柱，并伴有蛋白尿及水肿。

## 自我判断

轻度妊娠高血压综合征无明显症状或仅有轻度头晕，产后大多会自愈。中度妊娠高血压综合征可能会有血压升高、尿蛋白、血肿、水肿等症状，如果控制不好，可能会发展为重度妊娠高血压综合征，导致孕妈妈抽搐、昏迷，威胁孕妈妈和胎宝宝的生命安全。

正常情况下，孕妈妈在孕晚期会有足部水肿的情况，但妊娠高血压综合征导致的水肿通常会出现在怀孕第4~6个月，水肿不消退且会发展到眼睑部位。如果发现体重每周增加多于500克，同时伴有水肿的情况，就要尽快去医院做检查。

怀孕前患有高血压、慢性肾炎及糖尿病的孕妈妈，如在妊娠20周以后出现头晕、头痛及水肿，也要及时去医院做检查。

### 孕晚期应密切关注血压

实行产前检查是筛查妊娠高血压综合征的主要途径。妊娠早期应测量1次血压，作为孕期的基础血压，以后定期检查。尤其是在妊娠36周以后，孕妈妈应每周观察血压及体重变化，看有无蛋白尿及头晕等症状，做好自觉防控工作。

## 照护提示

· 1 · 保持心情舒畅，精神放松，卧床休息时采取左侧卧位。

· 2 · 注意控制体重。孕前超重则要尽量少吃或不吃糖果、点心、甜饮料、油炸食品及高脂食品。

· 3 · 不吃太咸或钠含量高的食物，如腌肉、腌菜、腌蛋、腌鱼、火腿、榨菜、酱菜等，以免水钠潴留。患轻度妊娠高血压综合征时只要不吃过咸的食物就可以了。中度、重度患者每天盐摄入量分别不要超过5克和3克。

· 4 · 小苏打、发酵粉也含有钠，要适当限制食用。

· 5 · 每天食用蔬菜500克，水果200~400克，多种蔬菜和水果搭配食用，有利于预防妊娠高血压。

· 6 · 患轻度妊娠高血压的孕妈妈尽量减少水分的摄入，中度时每天水摄入量不超过1200毫升，重度患者可按前一天的尿量加上500毫升水计算摄入量。

· 7 · 补钙充分有利于孕妈妈预防妊娠高血压综合征，每日应补充低脂奶500毫升，口服钙剂600~1000毫克。

## 有助于缓解症状的食材

| 种类 | 推荐食材 |
|---|---|
| 水果类 | 雪梨、葡萄、橘子、苹果、香蕉、西瓜、桃等。 |
| 蔬菜类 | 南瓜、芹菜、土豆、冬瓜、葫芦、茄子、茭白等。 |
| 畜禽类 | 鸡胸肉、鸭肉（去皮）、瘦牛肉等（肾功能异常的孕妈妈必须控制蛋白质摄入量，避免增加肾脏负担）。 |
| 其他类 | 酸奶、海带、豆浆、豆腐、玉米、红豆、绿豆、黄芪等。 |

鱼肉富含不饱和脂肪酸，是孕妈妈预防妊娠高血压综合征的理想食品。食用鱼类中的黄鳝还有降血糖的功效。

## 食疗方推荐

| 食谱 | 做法 |
|---|---|
| 海带炒干丝 | 海带100克，干丝50克。海带用温水泡发，洗净切丝；干丝洗净。油锅烧热，放入干丝翻炒片刻，再放入海带丝，加水、盐，煮至海带软烂即可。 |
| 黄芪粥 | 黄芪15克，大米50克。黄芪煎汁备用；大米淘洗干净。大米加水煮成粥，将熟时加入黄芪汁即可。 |
| 罗布麻鸭汤 | 罗布麻叶30克，鸭肉400克。罗布麻叶洗净；鸭肉洗净切块，汆烫去浮沫。罗布麻叶装入布袋，扎口，与鸭块一起入锅，加盐、水炖1~2小时即可。 |
| 山药枸杞子黑鱼汤 | 黑鱼250克，山药20克，枸杞子10克。黑鱼处理干净；山药去皮洗净，切块；枸杞子洗净。油锅烧热，加入黑鱼稍煎，加水、姜块、葱段，煮沸10分钟，捞去姜、葱，加入山药块、枸杞子，煮至鱼汤变乳白色即可。 |

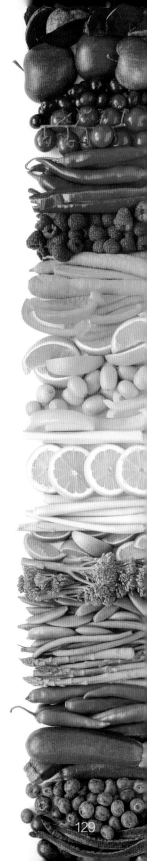

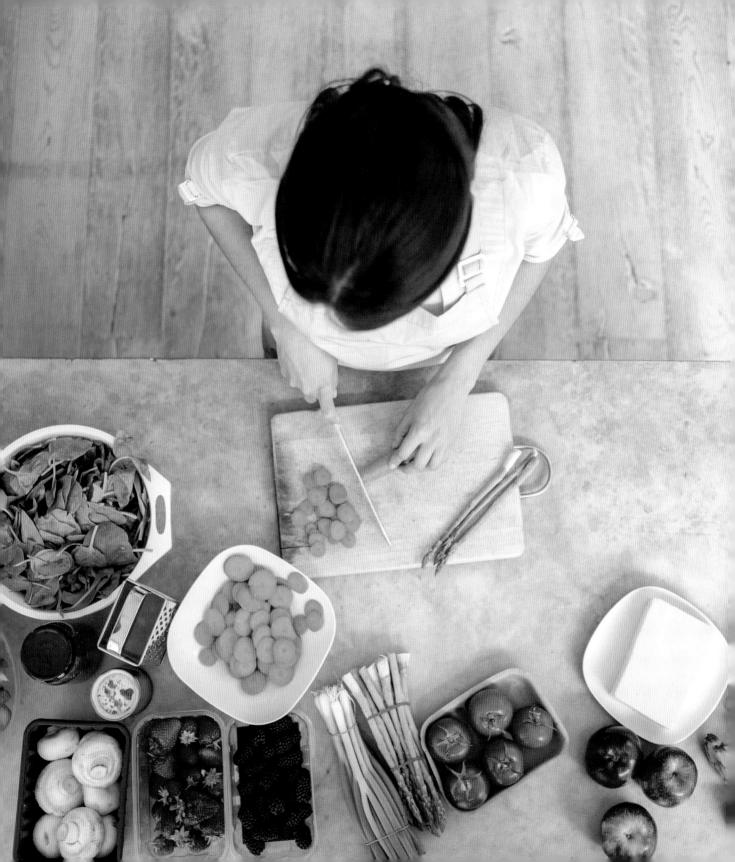

# 第5章

## 产后饮食
## 与体重管理

❤ 新妈妈身体状况　　❤ 饮食调养方案　　❤ 产后体重管理

# 临产前怎么吃

孕妈妈临产前应该吃高蛋白、半流质、新鲜又美味的食物，食物应少而精，防止胃肠道过度充盈或胀气，以便顺利分娩。如果宫缩频繁很不舒服，没办法正常进食，可通过输入葡萄糖、维生素来补充能量。

## 临产前的饮食原则

### 吃半流质软食

分娩过程中消耗水分较多，因此临产前应吃含水分较多的半流质软食，如面条、大米粥等。为满足孕妈妈对热量的需求，临产前可以喝一些果汁或功能性饮料。

### 吃高蛋白食物

最常见的有鸡蛋、牛奶、瘦肉、鱼虾和大豆制品等，不宜吃太油腻的食物。

## 自然分娩当天怎么吃

### 分娩中的饮食

第1产程，由于时间比较长，为了确保有足够的精力完成分娩，食物以半流质或软烂的食物为主，如鸡蛋面、蛋糕、面包、粥等。

第2产程，由于子宫收缩频繁，疼痛加剧，消耗增加，此时应尽量在宫缩间歇摄入果汁、藕粉、红糖水等流质食物，以补充体力。

### 分娩后的饮食

分娩后的饮食应稀、软、清淡，以补充水分、易消化为主，可以先喝一些热牛奶、粥等。牛奶不仅可以补充水分，还可以补充钙。粥类甜香可口，有益于脾胃，新妈妈不妨适量喝一些。

**自然分娩的3个产程**

第1产程：开口期。从子宫有规律地收缩开始，到子宫口开全，初产妇往往要经历8~14小时的阵痛，经产妇则需要6~8小时。

第2产程：分娩期。从宫颈口开全至胎宝宝娩出，初产妇要持续1~2小时，经产妇可在1小时内完成。

第3产程：娩出期。胎宝宝娩出后，宫缩会有短暂停歇，大约间隔10分钟，又会出现宫缩直到胎盘娩出，这个过程需要5~15分钟，一般不会超过30分钟。

# 剖宫产前怎么吃

## 剖宫产手术前 4 小时应禁食

剖宫产手术需要硬膜外麻醉，而麻醉后容易出现呕吐和反流。术中呕吐、反流时，胃内容物很容易进入气管内，引起急性气道阻塞，威胁孕妈妈和宝宝的生命。所以选择剖宫产的孕妈妈应在手术前禁食，至少要提前 4 小时禁食。

## 术后 6 小时内禁食

剖宫产手术 6 小时后，宜服用促进排气的食物，如萝卜汤等，以增强肠道蠕动，促进排气，减少腹胀，并使大小便通畅。易发酵、产气多的食物，如糖类、大豆、豆浆等，要少吃或不吃，以防腹胀。当新妈妈排气后，饮食可由流质改为半流质，食物宜富有营养且易消化，如蛋汤、米粥、烂面条等。然后依新妈妈体质，饮食逐渐恢复到正常。

# 如何消除分娩时的肌肉紧张

### 呼吸放松

在宫缩发生时轻轻地吸入一口气，屏住呼吸并用力生产，保持横膈膜不动，同时放松盆底，直至感觉到必须再次进行呼吸。在胎盘娩出的过程中，呼吸将恢复正常。

### 想象放松

在分娩过程中进行积极的想象可以大大加强放松效果。想象呼气时，疼痛通过嘴离开自己的身体；想象子宫颈变得柔软而有弹性，这些都有利于分娩的顺利进行。

### 触摸放松

最好由准爸爸配合，确定孕妈妈身体正在用力的部位，触摸这一紧张区域，使孕妈妈的注意力集中在那儿。

### 必须马上去医院的情况

1. 没有发生宫缩，但羊膜破裂、羊水流出。
2. 阴道流出的是血，而非血样黏液。
3. 宫缩规律而持续地加剧。
4. 孕妈妈感觉胎宝宝活动减少或剧烈。

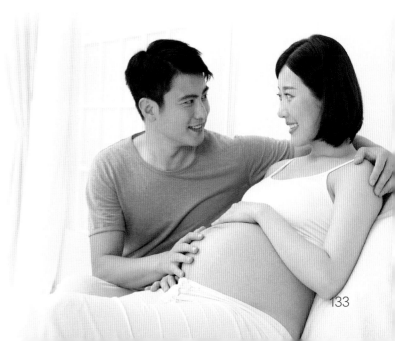

# 产后第1周饮食调养方案

生产后，受孕期子宫压迫的胃肠终于可以"归位了"，但是功能的恢复还需要一段时间，新妈妈的食欲还不是太好。而且，此阶段的宝宝并不需要太多奶水，所以没有必要大补特补，家人可多为新妈妈做一些开胃的汤汤水水。

## 新妈妈的身体情况

产后1~2天，新妈妈的体温在37~38℃是正常的。产后2~3天，会有多尿的情况出现，这是因为怀孕后期身体贮存了大量水分。大约在产后第3天，乳汁开始正常分泌，并随着宝宝的吸吮而分泌增多。此时，妈妈的子宫不断复原，宫底会逐渐降至肚脐与耻骨的中间部位。妈妈能感觉到宫缩引起的疼痛，也会觉得肚子在一点点缩小，腹部皮肤明显松弛，妊娠纹开始变淡，恶露从最初大量的血性黏液逐渐变为浅红色而量少的状态。

顺产的妈妈，外阴缝合处有痛感；剖宫产的妈妈头两天需忍受麻醉药效力退去后的伤口疼痛，到1周时疼痛将不再明显。

## 容易出现的症状

产后便秘。新妈妈在生完宝宝后的几天一般吃得比较少，胃肠蠕动减弱，加上产后会阴部疼痛，不敢用力，又经常躺着，活动少，吃的多是精细少渣的食物，因此容易引发便秘，表现为数日大便难解、大便干结、大便解出时疼痛，或者肠道不畅。

## 营养饮食原则

**产后1~2天：** 新妈妈会感觉身体虚弱、胃口不好，因此这两天的主要任务就是开胃。在饮食上，应讲究有营养、口感细软、易消化，少食多餐。

**产后3~5天：** 新妈妈要大量饮水以增加肠道中的水分。饮食可由流质改为半流质，食物要有营养、易消化，可选择蛋汤、米粥、烂面条等。

**产后6~7天：** 新妈妈可根据体质将饮食逐渐恢复到正常，可适当多吃鸡肉、鱼肉、排骨等富含营养的食物。这样能提升妈妈的奶量，以满足宝宝快速生长的需要。

## 营养重点

**排恶露:** 产后第1周也称为新陈代谢周。怀孕时,妈妈体内贮留的毒素、多余的水分、废血、废气,都会在这一阶段排出。第1周的饮食要以排恶露为先,如果食物补充过多,恶露反而会排不干净。

**开胃:** 产后最初几天,因为身体虚弱,新妈妈的胃口会非常差。如果吃大鱼大肉猛补,只会适得其反。此时饮食宜清淡,如素汤、肉末蔬菜等,同时多吃橙子、柚子、猕猴桃等有开胃作用的水果。

**促进伤口愈合:** 自然生产的妈妈,伤口愈合需3~4天,而剖宫产妈妈则需约1周。产后营养好,会加速伤口愈合,建议新妈妈适当吃富含优质蛋白和维生素C的食物,以促进组织修复。

## 食材推荐

| 食材 | 作用 |
|---|---|
| 鲤鱼 | 富含优质蛋白,可健脾开胃、消水肿、利尿、通乳。 |
| 鲫鱼 | 富含蛋白质,可提高子宫的收缩力,还具有催乳作用。 |
| 芝麻油 | 富含不饱和脂肪酸,能够促使子宫收缩和恶露排出。 |
| 薏米 | 清利湿热,利小便,益肺排脓,尤其对排恶露效果好。 |
| 香菇 | 含有多种维生素、矿物质,可增强免疫力。 |
| 白萝卜 | 具有降气、祛痰、止血等功效,是剖宫产妈妈排气的好助手。 |
| 南瓜 | 其富含的锌是促进生长发育的重要物质。 |

### 新妈妈一日食谱参考

| | |
|---|---|
| 早餐 | 胡萝卜小米粥1碗<br>苹果1个 |
| 午餐 | 米饭1碗<br>香菇油菜1份<br>红烧鲫鱼1份<br>莲子猪肚汤适量 |
| 午点 | 三丝黄花羹1碗<br>饼干适量 |
| 晚餐 | 米饭1碗<br>南瓜紫菜蛋汤1碗<br>清炒黄豆芽1份<br>白萝卜炖牛腩1份 |

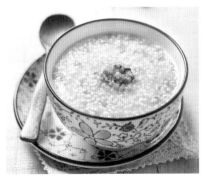

### 胡萝卜小米粥

原料:小米100克,胡萝卜半根,葱花适量。

做法:①小米淘洗干净;胡萝卜去皮洗净,切丁。②小米和胡萝卜丁放入锅中,加适量水,大火烧开,转小火煮至胡萝卜丁绵软、小米开花,撒上葱花即可。

营养分析:小米不需精制,保留了许多维生素和矿物质,其滋阴养血的功效,可以使新妈妈虚寒的体质得到调养,帮助新妈妈恢复体力。

# 产后第2周饮食调养方案

产后第2周，新妈妈逐渐有了胃口。虽然饮食仍然以清淡、粥食为主，但已经可以适当地选择一些进补的食物以催乳，如猪蹄茭白汤、鲫鱼汤等都是很好的催乳汤。

## 新妈妈的身体情况

产后第2周，新妈妈的胃肠已经慢慢适应了产后的状况，但是对于非常油腻的汤水和食物多少还有些消化不良；恶露明显减少，颜色也由暗红色变成了浅红色，有点血腥味，但不臭，新妈妈要留心观察恶露的质、量、颜色及气味的变化，以便掌握子宫恢复的情况；便秘的困扰少了许多；子宫颈内口慢慢关闭。

## 容易出现的症状

产后水肿。新妈妈在产褥期内出现下肢或全身浮肿，一方面是因为子宫变大，影响血液循环而引起水肿；另一方面是受到黄体酮的影响，身体代谢水分的状况变差，于是出现水肿。

## 营养饮食原则

进食定量的蔬菜、水果，蔬菜和水果中含有人体必需的多种维生素和微量元素，可以提高机体抵抗力，加强新陈代谢，还具有解毒利尿等作用。有水肿时要吃清淡的食物，不要吃过咸的食物，尤其是咸菜，以防止水肿加重。水肿较严重的新妈妈应适当控制水分的摄入，少吃或不吃难以消化和容易导致胀气的食物。

### 红糖水最多喝10天

汤饮的进量要适度，以防引起妈妈奶胀疼痛。红糖水的饮用时长不能超过10天，因为时间过长反而会使恶露中的血量增加，使妈妈处于一个慢性失血过程而发生缺血性贫血。

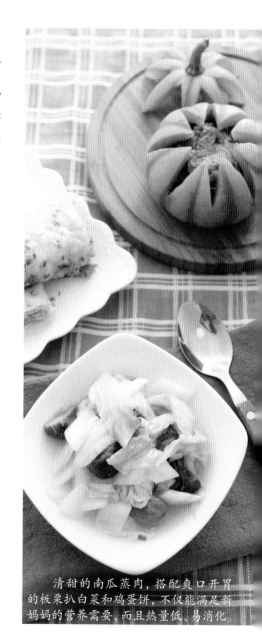

清甜的南瓜蒸肉，搭配爽口开胃的板栗扒白菜和鸡蛋饼，不仅能满足新妈妈的营养需要，而且热量低、易消化。

## 营养重点

进入月子的第2周，新妈妈的伤口基本上愈合了，胃口也明显好转。从第2周开始，可以适量吃一些补血食物，如猪肝、红枣、牛肉、红衣花生、枸杞子等，以调理气血，促进内脏收缩。

新妈妈产后的食疗，也应根据生理变化特点循序渐进，不宜操之过急。尤其是刚刚生产后，胃肠功能尚未恢复，乳腺组织才开始分泌乳汁，乳腺管还不够通畅，不宜食用大量油腻的催乳食物。在烹调中少用煎炸，多做易消化的、带汤的炖菜；食物要以清淡为宜，还要遵循"产前宜清，产后宜温"的传统，少食寒凉食物；避免进食影响乳汁分泌的麦芽等。

月子里就要注意补充钙，因为0~6个月的宝宝骨骼形成所需要的钙完全来源于新妈妈，新妈妈消耗的钙量要远远大于普通人，为了满足宝宝发育的需要，新妈妈应及时补钙。可多吃些奶酪、鱼虾、芝麻或芝麻酱等食物。

## 食材推荐

| 食材 | 作用 |
|---|---|
| 芝麻 | 芝麻性味甘平，具有滋养肝肾、养血的作用。芝麻中含有丰富的不饱和脂肪酸，非常有利于宝宝大脑的发育。新妈妈多吃些芝麻，通过乳汁可以使宝宝吸收到更多的营养成分。 |
| 红豆 | 新妈妈总是觉得自己的身体有点"虚胖"，红豆可以帮助新妈妈消除肿胀感，排除身体里多余的水分，使新妈妈身体更轻松，心情变得更舒畅，感觉像是甩掉了身上的一个大水袋。 |

### 新妈妈一日食谱参考

| | |
|---|---|
| 早餐 | 海带豆腐汤1碗<br>煮鸡蛋1个<br>猕猴桃1个 |
| 午餐 | 米饭1碗<br>熘炒黄花猪肝1份<br>白萝卜蛏子汤适量 |
| 午点 | 花生红豆汤1碗 |
| 晚餐 | 阳春面1份<br>牛奶1杯 |

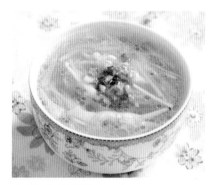

### 白萝卜蛏子汤

**原料:**白萝卜50克，蛏子100克，葱花、姜片、盐、料酒、胡椒粉、植物油各适量。

**做法:**①蛏子洗净，放入盐水中泡2小时，汆烫，捞出剥去外壳。②白萝卜去皮洗净，切丝。③油锅烧热，爆香葱花、姜片，加水、料酒，将蛏子肉、萝卜丝放入锅内炖煮。④汤烧开后，加少许盐，撒上胡椒粉即可。

**营养分析:** 蛏子钙、锌含量很高，是帮助新妈妈补钙、补锌的好食材。

# 产后第3周饮食调养方案

产后第3周，是新妈妈开始滋补的时候了。这时的滋补不但可以恢复分娩时身体消耗的元气，还可以利用月子期的合理饮食和健康生活方式，改善气喘、怕冷、脱发、便秘、易疲劳等问题。在饮食上，可以增加蛋白质和热量的摄入，适当多吃鸡肉、排骨、猪蹄等食物。

## 新妈妈的身体情况

产后第3周，新妈妈身上的不适感在减轻，比起前2周，身体、精神都会好很多。子宫收缩基本完成，已恢复到骨盆内的位置，最重要的是子宫内的恶露快完全排出，此时雌激素的分泌将会特别活跃，子宫的功能变得比怀孕前更好。

此时的恶露已不再含有血液，而含有大量的白细胞、退化蜕膜、表皮细胞和细菌，这些使恶露变得黏稠而色泽较白（这一时期也称白色恶露期），应注意外阴的清洗和保护。

## 容易出现的症状

乳汁不足。表现为乳汁甚少或全无。多发生在产后数天至半个月内，也可发生在整个哺乳期。乳汁分泌除了与乳腺组织的发育、催乳素的分泌等密切相关外，还与哺乳方法、营养状况、精神状态和休息是否充足有关。其中任何因素有异常均可导致产后乳汁不足。

## 营养饮食原则

对于因气血虚弱而乳汁不足的新妈妈，要鼓励其多吃黑米、红豆、血糯米等，它们有补血生精、生乳通络的作用。

想维持足够的奶量，就要适当增加蛋白质的摄入，如瘦肉类、蛋类等，还要多吃新鲜蔬菜和水果。

要调节饮食，加强营养，尤其是要多吃催乳效果较好的莴笋、鸽子、虾、金针菇、南瓜子等，以及易发奶的汤，如鸡汤、猪蹄汤、鲫鱼汤等以促进乳汁分泌。

饮食调理方面，戒食生冷、辛辣、肥腻的食物，汤水宜清淡少盐。哺乳期间，宜一日多餐。

**新爸爸别偷懒**

大多数家庭会请一位老人来照顾新妈妈"坐月子"。相处久了，长辈和新妈妈难免有摩擦，比如就月子里什么时候可以洗澡、刷牙等问题，两代人可能会有不同的看法。这时候，新爸爸不能偷懒，更不能逃避，要让问题在愉快的氛围中得到解决。

## 营养重点

第3周是"滋养进补周"，可以吃补品并进行催奶，鲫鱼汤、猪蹄汤、排骨汤等都是很好的催奶汤品，烹饪时可以加入通草、当归等中药材。第3周开始至哺乳期结束，制订菜谱应以品种丰富、营养全面为原则。

## 食材推荐

| 食材 | 作用 |
| --- | --- |
| 猪蹄 | 催乳佳品。猪蹄中含有丰富的大分子胶原蛋白，对皮肤具有较好的滋养作用，可促进皮肤细胞吸收和贮存水分，防止皮肤干瘪起皱，使皮肤细润饱满、平整光滑。同时，猪蹄还有催乳之功效。 |
| 虾 | 养血通乳。虾营养丰富，且肉质松软，易消化，对身体虚弱以及产后需要调养的新妈妈而言是很好的食物。虾通乳作用较强，并且富含磷、钙，对产后乳汁分泌较少、胃口较差的新妈妈有补益功效。 |

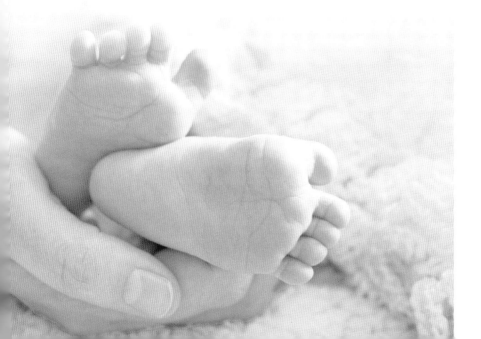

### 新妈妈一日食谱参考

| | |
| --- | --- |
| 早餐 | 红枣栗子粥1碗<br>煮鸡蛋1个<br>苹果1个 |
| 午餐 | 米饭1碗<br>鸡丁烧鲜贝1份<br>猪蹄茭白汤适量 |
| 午点 | 莴笋粥适量 |
| 晚餐 | 干贝灌汤饺适量<br>清炒黄豆芽1份<br>茄汁大虾适量 |
| 晚点 | 银耳雪梨汤适量 |

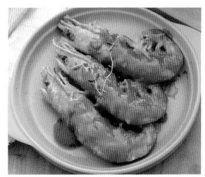

**茄汁大虾**

原料：大虾100克，番茄酱15克，盐、白糖、面粉、水淀粉、植物油各适量。

做法：①大虾洗净，去须、去虾线，用盐腌制，再用面粉抓匀。②油锅烧热，放入大虾用中火炸至金黄，捞起控油。③锅中留少许底油，放入番茄酱、盐、水淀粉，加少量水烧成稠汁，倒入大虾，翻炒片刻即可。

营养分析：虾肉质松软有弹性，易消化，所含营养容易被新妈妈吸收。

# 产后第4周饮食调养方案

经过循序渐进的进补，现在新妈妈恢复了胃口。但是，别忘了嗷嗷待哺的宝宝，饮食仍然要清淡、卫生、有营养，以免引起上火、胃肠炎。新妈妈因炎症需要吃药的话，宝宝就没有母乳吃了。所以，这时候新妈妈的饮食要合理科学，应持续增进有益营养的补充。

## 新妈妈的身体情况

产后第4周，新妈妈的子宫大体复原，新妈妈应该坚持做产褥体操，以促进子宫、腹肌、阴道、盆底肌的恢复；白色恶露基本上排除干净，变成普通的白带；随着胃肠功能恢复，产后最初的便秘问题已经解决；虚弱的感觉、疼痛的纠缠有些遥远，身体各方面都在向好的方向发展，但力不从心的状况也时有发生，体力的恢复还需要时间与努力。

## 容易出现的症状

急性乳腺炎。急性乳腺炎是很多新妈妈可能遇到的状况。初期表现为乳头皲裂、疼痛，哺乳时疼痛加剧，以致新妈妈惧怕或拒绝哺乳，进而出现乳汁淤积、乳房胀痛不适或有积乳的块状物。局部可能出现红肿、疼痛、压痛或痛性肿块。急性乳腺炎多数发生在初产妇身上，产后1个月是急性乳腺炎的高发期。

## 营养饮食原则

注意饮食调整。宜吃清淡而富有营养的食物，多吃新鲜的蔬菜瓜果，如番茄、丝瓜、黄瓜、莲藕、橘子等。

可以常吃些海带。海带有软坚散结作用，可预防急性乳腺炎；有急性乳腺炎先期症状者，可用蒲公英30克、陈皮6克，水煎服，每日1剂。

少吃有刺激性的食物，如葱、姜、蒜等。中医认为，急性乳腺炎是内有蕴热、热毒壅结所致。因此，在饮食上要少吃热性食物，以免助火生疮。

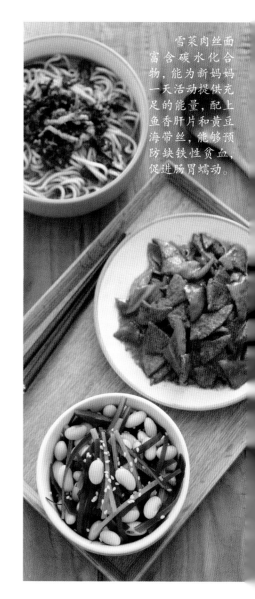

雪菜肉丝面富含碳水化合物，能为新妈妈一天活动提供充足的能量，配上鱼香肝片和黄豆海带丝，能够预防缺铁性贫血，促进肠胃蠕动。

## 营养重点

产后第4周，新妈妈的各个器官逐渐恢复到孕前状态，需要更多的营养来帮助运转，以尽快提升元气。无论是需要哺乳的新妈妈，还是不需要哺乳的新妈妈，进补都不可掉以轻心，本周可是产后恢复健康的关键时期。

## 食材推荐

| 食材 | 作用 |
|------|------|
| 牛蒡 | 增强体力。牛蒡能清除体内垃圾，改善体内循环，促进新陈代谢，被誉为大自然的最佳清血剂。牛蒡还有助人体筋骨发达、增强体力的功效。此外，牛蒡含有的膳食纤维可以刺激大肠蠕动，帮助排便，降低体内胆固醇，减少毒素、废物在体内积存。 |
| 黄鳝 | 健脑、增强视力。黄鳝中含有丰富的DHA和卵磷脂，它们是构成人体各器官组织细胞膜的主要成分，而且是脑细胞不可缺少的营养。黄鳝的维生素A含量很高，维生素A可以增进宝宝的视力发育。黄鳝还有很强的补益功能，特别合适身体虚弱的新妈妈食用。 |

**平衡好煲汤的时间**

这个时期是新妈妈需要大量进补的时候，由于进补的食物比较多，新爸爸要避免制作一些程序复杂、耗时的汤品，否则照顾宝宝和新妈妈的时间就会减少，难免顾此失彼。

### 新妈妈一日食谱参考

| | |
|---|---|
| 早餐 | 牛奶小米粥1碗<br>火龙果半个 |
| 午餐 | 米饭1碗<br>西蓝花牛肉片1份<br>胡萝卜牛蒡排骨汤适量 |
| 午点 | 槐花猪肚汤适量 |
| 晚餐 | 鸡蛋饼1份<br>清炒空心菜1份<br>栗子黄鳝煲适量 |

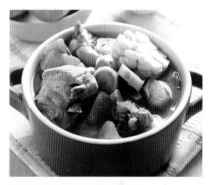

## 胡萝卜牛蒡排骨汤

**原料:**排骨200克，牛蒡50克，玉米1根，胡萝卜50克，盐适量。

**做法:**①排骨洗净，斩段，汆烫去浮沫，捞出冲洗干净；牛蒡和玉米洗净，切小段；胡萝卜去皮洗净，切成滚刀块。②排骨、牛蒡、玉米段、胡萝卜块一起放入锅中，加水大火烧开后，转小火再炖1小时，出锅时加盐调味即可。

**营养分析:** 牛蒡可以帮助新妈妈维持良好的身体状态，它含有一种非常特殊的养分牛蒡苷，有助于增强体力。

# 产后第5~6周饮食调养方案

经过4周的休整，新妈妈子宫大体复原，胃肠功能逐渐好起来，此时可以增加补给，但仍需注意不要给胃肠道造成过大的负担。此时新妈妈的乳汁分泌已经增多，要继续观察乳房的状况。如发生乳腺炎，新妈妈一定要稳定情绪，条件允许的情况下多给宝宝喂奶，让宝宝尽量把乳房里的乳汁吸空。

## 新妈妈的身体情况

子宫已经慢慢收缩到原来的大小，用手无法摸到。产后第5周如恶露仍不尽，新妈妈就要留意是否子宫复原不全，或是子宫迟迟不入盆腔。

上一周恶露完全消失，有些新妈妈已经开始来月经了。产后首次月经的恢复及排卵的时间会受哺乳影响，没有哺乳的妈妈通常在产后第6~10周就可能出现月经，而哺乳妈妈的月经恢复时间一般比较迟。

## 容易出现的症状

产后肥胖。孕期为了保证自己和腹内宝宝的营养需要，孕妈妈往往会吃很多食物，体重已经增长不少；在产后坐月子期间，新妈妈为了恢复体力和多给宝宝喂奶，进补的营养甚至比孕期还多，就容易引发"产后肥胖症"。

## 营养饮食原则

科学、合理地安排饮食。应注意荤素搭配，适量吃些蔬菜和水果，使营养与消耗实现动态平衡，既能满足产后恢复身体的需要，又能以充足的营养供应宝宝。

坚持母乳喂养。喂奶可使新妈妈体内过多的营养物质通过乳汁排出，避免体内脂肪堆积。

可以吃些对瘦身有帮助的食物，如魔芋、竹荪、苹果等。

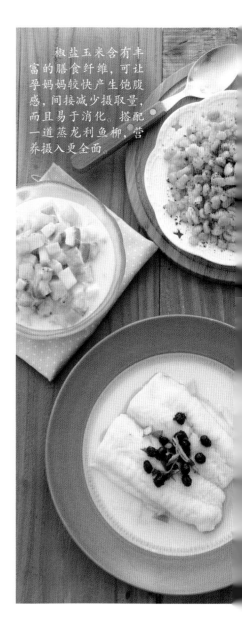

椒盐玉米含有丰富的膳食纤维，可让孕妈妈较快产生饱腹感，间接减少摄取量，而且易于消化。搭配一道蒸龙利鱼柳，营养摄入更全面。

## 营养重点

　　在整个哺乳期，新妈妈要养成每日喝牛奶的习惯，多吃新鲜蔬菜、水果。吃得好，才有好奶水；吃得好，体重才不会失去平衡。

　　家中老人可能会劝阻新妈妈吃新鲜水果和蔬菜，认为水果和蔬菜"水气"太重，不适合新妈妈食用。实际上，新妈妈一定要保证营养的均衡摄取，这样才能保证乳汁的质量，为宝宝提供充沛又多元的营养。

## 食材推荐

| 食材 | 作用 |
| --- | --- |
| 魔芋 | 瘦身食谱中不可缺少的食物。食用魔芋后有饱腹感，可以减少新妈妈摄入食物的数量，消耗多余脂肪，有利于控制体重，达到自然减肥的效果。魔芋含有多种营养物质，对健康十分有利。 |
| 竹荪 | 竹荪所含的多种矿物质中，重要的有锌、铁、铜、硒等。竹荪还含有较多的膳食纤维，适量食用能降低体内胆固醇水平，减少腹壁脂肪的堆积。 |

### 产后42天进行体检

　　产后42天的体检对新妈妈来说是一件很重要的事情，宝宝此时也需要一起去医院进行人生的第一次体检。新爸爸要及时提醒新妈妈，并陪新妈妈带着宝宝一起去医院做体检。

　　新妈妈检查的项目：量血压，尿常规检查，盆腔检查，骨骼密度检查，恶露是否排净，外阴、阴道是否清洁，子宫是否恢复正常，双侧输卵管及卵巢是否正常，白带检查，乳房是否有肿块，乳汁分泌是否正常等。

　　新生宝宝检查的项目：测量身长和体重，听心音，查看脐带脱落情况，查血常规和微量元素等。

### 新妈妈一日食谱参考

| | |
| --- | --- |
| 早餐 | 红豆黑米粥1碗<br>面包1片 |
| 午餐 | 米饭1碗<br>清炒油菜1份<br>莲藕炖牛腩1份 |
| 午点 | 荠菜魔芋汤适量 |
| 晚餐 | 什锦面1份<br>银耳红枣汤适量 |
| 晚点 | 竹荪红枣茶适量 |

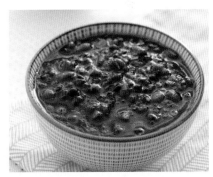

### 红豆黑米粥

原料：红豆、黑米、大米各20克。

做法：①红豆、黑米、大米分别淘洗干净，用清水浸泡2小时。②红豆、黑米、大米放入锅中，加入足量的水，用大火烧开。③转小火煮至红豆开花，黑米、大米熟透即可。

营养分析：黑米有滋阴补肾、补胃暖肝、明目活血的功效；红豆能利水消肿、调节血糖。两者都是适合产后妈妈吃的食材。

# 催乳及提高母乳质量的营养方案

　　有些新妈妈很想母乳喂养，可是生完宝宝都好几天了，还是没什么奶水。其实，产后乳汁的多少，既受内分泌激素的限制，又受乳腺组织本身发育情况的影响。建议新妈妈在产后的前2周，汤品以清淡的蔬菜汤为主，同时适当补充高蛋白、低脂肪的鱼虾和瘦肉。产后2周以后，如果奶水依然很少，可适当多喝以下催乳汤。最重要的一点是，多哺乳才是最好的催乳方法。

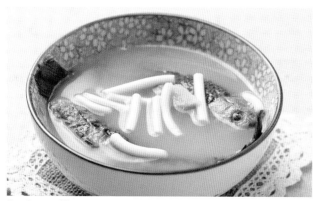

### 鲫鱼通草汤

　　鲫鱼1条，通草15克。鲫鱼处理干净，加适量水，放入通草，煮至熟烂后加盐即可。吃鱼肉、喝汤，每日1剂，服用3~5日。

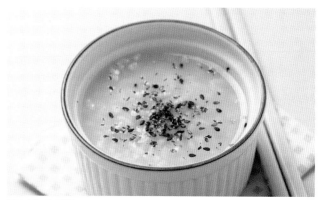

### 黑芝麻粥

　　黑芝麻15克，大米50克。大米淘洗干净，黑芝麻碾碎，加水一同煮粥。早晚空腹食用。

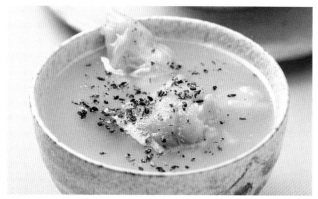

### 芝麻猪蹄汤

　　黑芝麻25克，猪蹄1只。猪蹄洗净，加水煮成浓汤，加炒熟的黑芝麻末、盐和黄酒即可。喝汤的同时别忘吃肉。

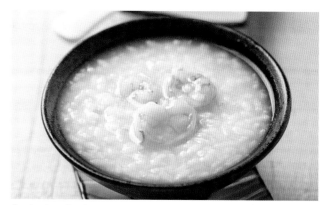

### 虾仁糯米粥

　　虾仁、糯米各50克。虾仁洗净，去虾线；糯米洗净，加水煮粥，煮至半熟时，加入虾仁；米花汤稠时，加少许盐调味即可。

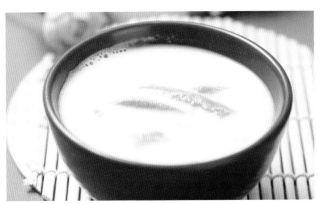

## 牛奶炖木瓜

　　牛奶200毫升，木瓜150克。木瓜取肉，切块，放入碗中，倒入牛奶，入锅蒸15分钟左右即可。

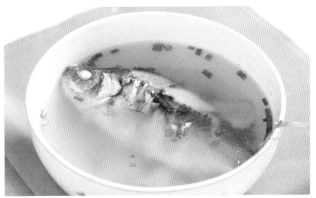

## 当归鲫鱼汤

　　鲫鱼1条，当归10克。当归用热水浸泡片刻，切片；鲫鱼处理干净。鲫鱼、当归入锅加水炖熟，出锅前加入盐、葱花即可。

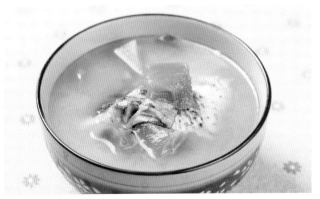

## 木瓜鲤鱼汤

　　木瓜50克，鲤鱼500克。鲤鱼处理干净；木瓜取肉，切块。木瓜、鲫鱼入锅加水炖熟，加盐、黄酒、醋调味即可。吃肉、喝汤，每日1剂，连服3日。

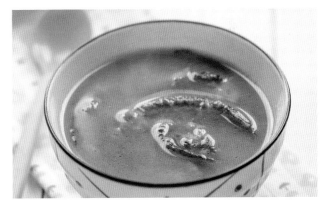

## 花生红豆泥鳅汤

　　花生、红豆各10克，处理好的泥鳅150克。花生、红豆、泥鳅入锅，加水炖煮至泥鳅熟烂，加盐调味即可。吃所有食材、喝汤，每日1剂，连服3日。

# 产后体重管理

## 看看产后是否需要减重

很多新妈妈怀孕前和怀孕时很在意自己的体重，等宝宝一降生，新妈妈满脑子是宝宝，反而忽视了自己的体重。其实产后体重管理同样重要。最标准的BMI值为22.0，这时的新妈妈能远离心血管疾病、慢性疾病的威胁。如果新妈妈觉得BMI值为22.0的体重数在外观上仍稍显胖，可将体重数乘以0.9作为减肥的目标。

**标准体重**=22×身高（米）×身高（米）

**肥胖度（%）**=（实际体重−标准体重）÷标准体重×100%

### 肥胖度判定标准

|  | 肥胖度<br>（相对标准体重） | BMI |
| --- | --- | --- |
| 瘦 | <−10% | <18.5 |
| 普通 | −10%~10% | 18.5~23.9 |
| 偏胖 | 10%~20% | 24.0~27.9 |
| 肥胖 | >20% | >28.0 |

## 产后6周体重开始恢复

宝宝出生后的6周是新妈妈身体恢复的重要时期，也是宝宝成长非常迅速的时期。哺乳妈妈需要充足的营养来保证身体恢复，并为宝宝提供良好的照顾。这段时间新妈妈的饮食秉承营养丰富、易消化的原则，同时，荤素搭配、主食充足，并摄入足够的汤水。

在宝宝出生6周后，哺乳妈妈身体已经基本复原，和宝宝也建立了较为稳定的母乳喂养模式，这时就可以通过健康的饮食习惯来慢慢调整体重了。这个过程有时需要10个月到1年的时间，理想的速度是每周减重0.5千克。因为短时间过快的体重变化，不仅会让身体吃不消，还可能会影响母乳质量，从而影响宝宝的成长。其实，坚持母乳喂养就会消耗新妈妈大量的能量，所以新妈妈给宝宝断奶时，往往会发现自己已经恢复了苗条的身材。

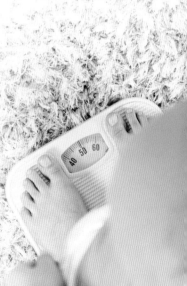

## 摄入膳食纤维，减少脂肪堆积

膳食纤维具有纤体和促进排便的功效，因此新妈妈在一日三餐中应多吃芹菜、南瓜、红薯和芋头这些富含膳食纤维的食物，从而促进胃肠道蠕动，减少脂肪堆积。而且，这些富含膳食纤维的食物对新妈妈的身体恢复和调养也大有益处。

## B族维生素——神奇的瘦身"良药"

B族维生素不仅可以帮助新妈妈恢复身体，更具有瘦身的神奇功效。维生素$B_1$可以将体内多余的糖分转换为能量，维生素$B_2$可以促进脂肪的新陈代谢。B族维生素摄取不足，不仅会导致肥胖，还会让新妈妈腰酸背痛。

**富含维生素$B_1$的食物**：小米、葵花籽、松子、花生、牛肉、脱脂奶粉、全麦面包等。

**富含维生素$B_2$的食物**：杏仁、麦片、黄鳝、香菇、动物内脏、牛奶、鸡蛋等。

## 多吃苹果加快脂肪代谢

苹果营养丰富，热量不高，食用后可增强体力，提高抗病能力。苹果所含果胶属于可溶性膳食纤维，不但能加快胆固醇代谢，有效降低胆固醇水平，还可加快脂肪代谢。所以，新妈妈想瘦身，可时常吃点苹果。

## 忌盲目吃减肥药

新妈妈千万不要为了急于瘦身，就盲目地吃减肥药、喝减肥茶，这样不仅对身体恢复不利，更重要的是，减肥药的某些成分会随着乳汁进入宝宝体内，危害宝宝的健康。即便是不哺乳的新妈妈，产后身体比较虚弱，也不可盲目地吃减肥药瘦身。

## 产后6款减肥食谱

| 食谱 | 作用 |
|---|---|
| 玉米面发糕 | 其中的维生素$B_6$、烟酸等营养素能刺激胃肠蠕动、加速排泄，可预防便秘。 |
| 红豆饭 | 含膳食纤维，具有很好的润肠通便的作用。此外，红豆还有催乳的功效。 |
| 炒豆皮 | 豆皮是高蛋白、低脂肪、不含胆固醇的营养食品。 |
| 冬瓜丸子汤 | 冬瓜中含有丙醇二酸，可防止糖类转化为脂肪，防止体内脂肪堆积，有消肿利尿的作用。 |
| 鲷鱼豆腐汤 | 鲷鱼是一种深海鱼，富含蛋白质、钙、钾、硒等营养元素，豆腐可以补充钙质和植物蛋白。 |
| 荠菜魔芋汤 | 魔芋中大量的可溶性膳食纤维可促进肠道蠕动，加快排便速度。 |

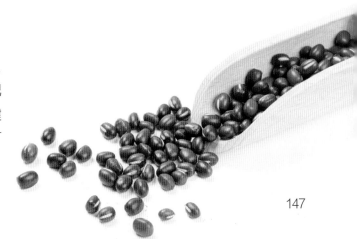

## 坚持母乳喂养能瘦身

哺乳算得上天然、无害瘦身的途径之一。宝宝吮吸乳头，会刺激新妈妈子宫收缩，帮助子宫恢复。同时，妈妈的身体就如同一个营养补给站，始终为宝宝提供营养。再者，新妈妈难免会在照顾宝宝的吃喝拉撒上付出更多的精力，自然会逐渐瘦下来。而且相关研究表明，母乳喂养的宝宝后天肥胖的概率也较小。

## 剖宫产妈妈产后4周再运动

剖宫产妈妈在产后运动上一定要跟顺产妈妈区分开来，因为剖宫产手术的刀口恢复起来需要一定的时间，新妈妈腰腹部比较脆弱，强行用力锻炼，会对身体造成伤害。剖宫产妈妈产后24小时才可以做翻身、下床走动这些轻微的动作，等产后4周伤口基本愈合了，再进行适度的瘦身运动。

## 妈妈宝宝一起运动，宝宝健康妈妈瘦

1. 妈妈平躺在地面上，再将宝宝腹部朝上平放于小腿上。抬起上半身时亲吻宝宝的鼻子或前额，注意维持腹部肌肉的收缩。

2. 背部平贴于地面，双膝朝向胸部弯曲，膝盖置于髋部正上方，把宝宝的腹部置于自己小腿上。

3. 以对角线的姿势抬起上半身，亲吻宝宝的耳朵，然后再换另一边。

4. 保持坐姿，弯曲膝盖，脚掌平贴于地面。让宝宝坐在腹部上，背靠着大腿。吸气再吐气，维持腹部肌肉平稳地收缩，放松并慢慢地放下弓起的身体，呈平躺的姿势，直到觉得腹部的肌肉变得十分僵硬，但是仍不会觉得腹部有太大的张力。现在，恢复原先的姿势，重复6~8次。

注：此运动须根据新妈妈和宝宝的身体状况酌情选择。

### 运动前先给宝宝喂一次奶

哺乳新妈妈要在运动前先给宝宝喂一次奶，因为通常运动后，新妈妈体内会产生大量乳酸，从而影响乳汁的质量。运动后也不要立即给宝宝哺乳，此时乳汁可能会变味，宝宝不爱吃。

哺乳新妈妈必须注意，只宜从事一些温和的运动，运动结束后先休息一会儿再哺乳。

# 断奶期体重管理

"断奶"既是宝宝开始一段新的旅程，也是妈妈开始新生活的好时机。许多妈妈在断奶后会有体重飙升的情况，面对这种情况，不要紧张和焦虑，先逐步调节饮食结构，再量力而行，结合运动进行体重管理。千万不可着急地尝试所谓的"减肥药"。

## 断奶后不改变饮食结构会发胖

停止母乳喂养后，很多新妈妈仍然大吃大喝。原来超过自身需要的营养都通过奶水供应给宝宝，而现在多余部分则只能转到自己身上，稍不小心，就可能成为赘肉。因此一旦停止母乳喂养，就要及时调整自己的饮食结构。断奶后饮食应该以少吃多餐为主，以水果、蔬菜等富含维生素的食物为主，少吃油腻的食物和零食，特别是晚餐要做到只吃"七分饱"。有些新妈妈断奶后难以改变饮食结构与习惯，依然大量进食，这会让身材变得更胖，不利于断奶后减肥。

## 不要放肆吃甜味、高脂肪食物

很多肉都带有皮和肥油，例如鸡肉、鸭肉和肥猪肉等，吃之前记得把高脂肪的部分去掉。另外，蛋糕外层和夹层的奶油也尽量不要吃。

吃面包不要涂奶油、花生酱，可改用不含脂肪的果酱；喝红茶或咖啡时避免加糖，可改加低脂鲜奶；沙拉酱热量很高，建议少吃。

在外面吃面，汤面用的油会比干面和炒面要少。吃汤面建议不要加芝麻油、葱油和肉末，更不要把所有汤都喝完；如果习惯吃小菜，选一盘青菜也比卤味更能补充膳食纤维。

## 坚持亲自带宝宝，适当做家务

建议新妈妈断奶后自己带宝宝，一来跟宝宝增进感情，二来在带宝宝的过程中，自己也在进行运动，加速消耗体内过多的水分和脂肪。这个时候也要开始做一些家务，让自己动起来，这更有利于身材的恢复。

## 加大运动量，坚持很关键

此时的新妈妈可以适量做一些大幅度运动，以加速体内水分和脂肪的分解。比如可以做产后瑜伽、产后健身操、产后快走、跑步等有氧运动。要想瘦身成功，坚持才是关键。新妈妈可以把减肥情况写下来，监督自己认真运动，检验自己的减肥计划是否有效可行。

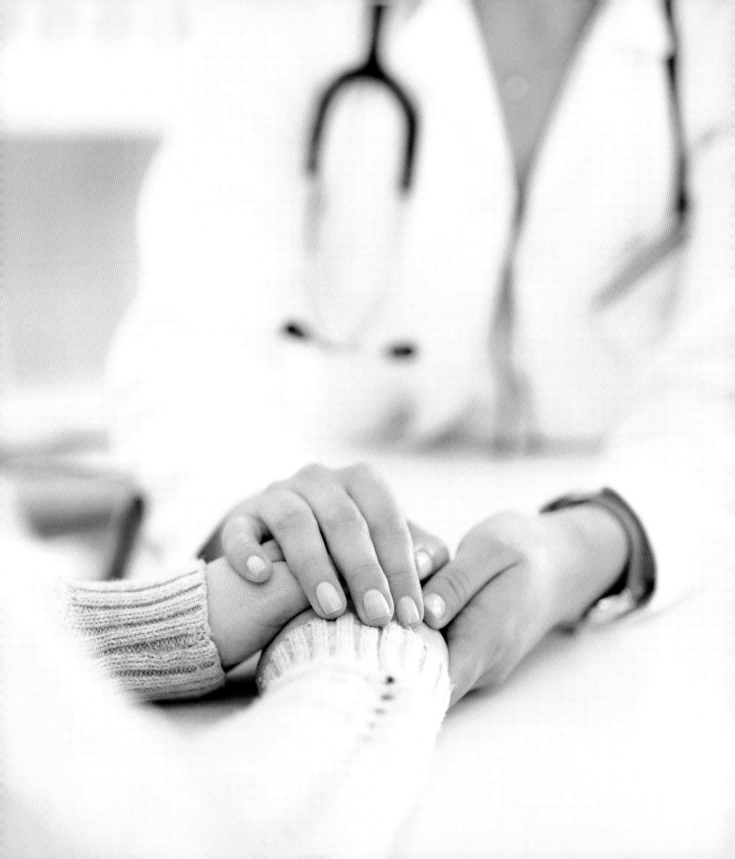

# 第6章

# 赶走产后不适的营养方案

🤍自我判断　　　🤍照护提示　　　🤍食疗方推荐

# 产后出血

分娩后24小时内出血量超过500毫升被称为"产后出血"，常见原因是宫缩乏力、软产道损伤、胎盘因素及凝血功能障碍。产后2小时内发生的称为"早期产后出血"；产后2~24小时内发生的称为"中期产后出血"；分娩24小时以后到15天内，子宫仍有大量出血，出血量超过400毫升，称为"晚期产后出血"。

## 自我判断

一般产后2小时内阴道流血较多，2小时后出血逐渐减少。如果胎宝宝出生后24小时内，新妈妈自我感觉阴道出血量比较多的话，就要及时向医护人员反映。如果出血量多，还伴有头晕、血压下降等失血表现，也要及时告诉医生。

对晚期产后出血也要给予高度重视。如果出血发生在产后10天左右，要考虑是不是胎盘残留；如果出血发生在剖宫产后2~3周，要考虑子宫壁切口裂开的可能。

### 密切关注出血量

新妈妈千万不能粗心大意，不能单纯认为出血是产后的正常现象，对产后出血的治疗应依病因而定。

此外，还应保证充足睡眠，加强营养，适当给予高热量饮食，多食富含铁的食物。情况稳定后下床活动，逐渐增加活动量。

## 照护提示

- 1 · 子宫收缩不良宜多食百合、鸡蛋、韭菜、荷叶蒂、醋、鲤鱼、芥菜等食物。

- 2 · 有瘀血者宜多吃山楂、益母草、黑木耳、红糖、慈姑、兔肉等。

- 3 · 产道损伤或有血热表现者宜多吃泥鳅、黑豆、杨梅、荠菜、黄花菜、甜菜、鲫鱼等。

- 4 · 各类型出血者均宜多吃富含维生素E的食物，如小麦胚芽油、花生油、豆油等植物油，小米、玉米等全谷物，菠菜、莴笋、甘蓝等绿色蔬菜，牛奶、鸡蛋、动物肝脏、肉类、鱼类、胡萝卜、红薯、土豆、奶油、豌豆、番茄、香蕉、苹果等食物。

- 5 · 产后出血对新妈妈身心伤害很大，家人要多多陪伴和开导，饮食须清淡、易消化、富有营养。豆腐、海带、深色蔬菜等食物是食疗佳品。

## 有助于缓解症状的食材

　　新妈妈产后失血多，体力消耗大，饮食宜摄入富含碳水化合物、蛋白质、维生素等营养素的食物，可适量吃鱼、肉、蛋、新鲜蔬菜、水果等。补气活血的食品，如红糖、阿胶枣、枸杞子等，适合正在坐月子以及气血两虚的新妈妈食用。

| 种类 | 推荐食材 |
|------|----------|
| 畜禽鱼类 | 羊肉、牛肉、猪肉、鸡肉、鱼等。 |
| 蔬菜类 | 菠菜、番茄、山药、菜花等。 |
| 水果类 | 哈密瓜、草莓、杧果等。 |
| 其他类 | 芝麻、松仁、海带、虾米、鸡蛋、益母草、黄芪、生地黄、当归、党参、山药等。 |

## 食疗方推荐

| 食谱 | 做法 |
|------|------|
| 红糖煮鸡蛋 | 鸡蛋2个，红枣10颗。鸡蛋煮熟，去壳；红枣洗净。锅中加水烧开，加入鸡蛋，水再开加入红枣及红糖，小火煮15分钟即可。每日食用。 |
| 生地益母汤 | 生地黄6克，益母草10克。生地黄、益母草一起入锅，加水煮20分钟即可。每次温服50毫升，连服数天。 |
| 百合当归猪肉汤 | 百合30克，当归9克，猪瘦肉60克。百合、当归、猪瘦肉一起入锅，加水煮汤即可。每日食用。 |
| 参芪山药鸡汤 | 母鸡1只，黄芪、党参各30克，山药50克。母鸡处理干净；黄芪、党参用布包好；山药去皮洗净，切段。母鸡、黄芪、党参、山药一起入锅，加水没过鸡，隔水蒸熟后去药渣即可。分数次食用。 |

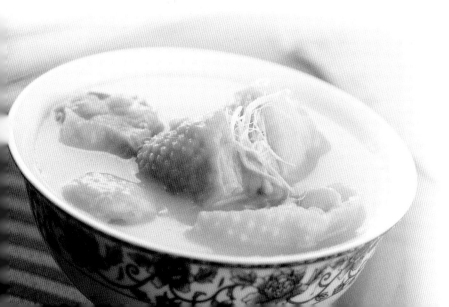

参芪山药鸡汤中的"参"并非人参而是党参，这道汤能补气，有利于身体恢复。

# 产后虚弱

产后虚弱的原因包括难产、分娩或产后出血过多、产后饮食不当、产后出汗过多或产后休息不足、过度劳累等，严重的产后虚弱称为"产后虚劳"。

## 自我判断

生产过后，新妈妈如果精神不振、面色萎黄、不思饮食，就要考虑是不是产后虚弱了。

**体虚：**最常见的不适症状。分娩时失血过多、用力过度，都会导致明显的体虚，就算平时体质再好也会感到从未有过的虚弱。

**眩晕：**有时还会伴有食欲不振、恶心、发冷、头痛等症状。一般产后几天内眩晕症状会慢慢好转，如果持续时间太长就要警惕了。

**多汗：**出汗过多，感觉到口干舌燥，产后超过一周仍然汗出不止，就需要好好调理了。

**便秘和痔疮：**产后体虚导致排便无力、便秘，甚至引起痔疮。加上伤口的疼痛，很多新妈妈一想到排便就会有一种恐惧感。

**小便不利：**排尿功能障碍、排尿困难、排尿次数增多、排尿不能自行控制都是产后虚弱的典型症状。

## 照护提示

1. 注意休息，保证睡眠，放松心态，及时和家人沟通，寻求帮助。

2. 选择一些富含铁的食品或者是促进血液循环的营养品，如动物内脏、海带、紫菜、黑木耳、番茄、桂圆、红枣、花生等。

3. 多吃含有优质蛋白的食物，如鸡、鱼、瘦肉、动物肝脏等；适量饮用牛奶，豆类也是新妈妈必不可少的补养佳品。

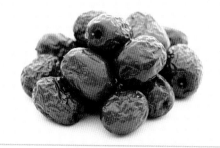

**产后第2周适当进补**

产后第2周，剖宫产妈妈伤口基本愈合，可以适量进补。抓住这个时机补充营养，身体就会恢复得比较快，但切忌吃得过于油腻。

产后虚弱若不及时治疗，会给新妈妈留下健康隐患，也不利于照顾宝宝。这时新妈妈除了规律饮食外，还要加强锻炼，尽早恢复精力。

## 有助于缓解症状的食材

| 种类 | 推荐食材 |
|------|----------|
| 畜禽类 | 猪瘦肉、乌鸡、猪肝等。 |
| 蔬菜类 | 胡萝卜、豌豆、荷兰豆、西蓝花等。 |
| 水果类 | 苹果、雪梨、香蕉、杧果、甜瓜等。 |
| 其他类 | 小米、枸杞子、桂圆、红枣、花生等。 |

## 食疗方推荐

| 食谱 | 做法 |
|------|------|
| 桂圆汤 | 桂圆肉50克。桂圆肉洗净，加水小火炖30分钟左右即可。 |
| 芝麻油胡萝卜粥 | 大米50克，胡萝卜半根。大米淘洗干净；胡萝卜去皮洗净，切丁。锅中加水烧开，放入大米、胡萝卜丁，再开后改小火，煮至米花汤稠，加盐、芝麻油调味即可。 |
| 小米鸡蛋粥 | 小米50克，鸡蛋1个，胡萝卜半根。胡萝卜去皮洗净，切块；小米淘洗干净，加水烧开，转小火，放入胡萝卜块，打入鸡蛋，煮至米花汤稠，加冰糖调味即可。 |
| 花生紫米粥 | 紫米50克，花生10克。紫米淘洗干净；花生提前一晚用清水浸泡。紫米、花生加水一同煮粥，煮至食材熟烂即可。 |

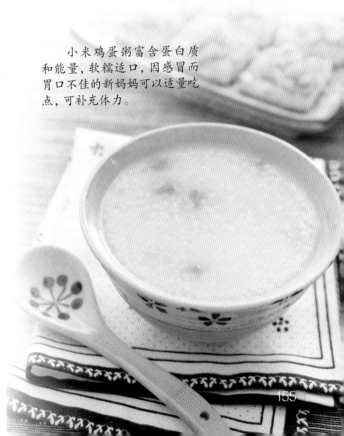

小米鸡蛋粥富含蛋白质和能量，软糯适口，因感冒而胃口不佳的新妈妈可以适量吃点，可补充体力。

155

# 产后恶露不尽

恶露是产褥期由阴道排出的分泌物，由胎盘剥离后的血液、黏液、坏死的脱膜组织和细胞等物质组成，正常恶露没有臭味。

## 自我判断

在正常情况下，产后1~3天出现血性恶露，含有大量血液、黏液及坏死的内膜组织，有血腥味。产后4~10天转为颜色较淡的浆性恶露，产后2~3周排出的为白色（或淡黄色）恶露，量更少。

恶露在早晨的排出量较晚上多，一般持续3周左右停止。少数人在产后1~2个月恶露才结束，也是正常的。剖宫产比通过阴道分娩排出的恶露要少些。如果血性恶露持续2周以上，或恶露量多且为脓性、有臭味，则可能出现了细菌感染，要及时到医院检查；如果伴有大量出血，子宫大而软，则显示子宫可能恢复不良。

此外，恶露量会因为用力或喂哺母乳而增加，或是因服用大量的生化汤造成大出血的情况。万一出现恶露量太多（半个小时浸湿2片卫生护垫）、血块太大或血流不止等状况，就必须告诉医护人员，以免发生危险。

通过观察恶露，注意其质、量、颜色及气味的变化，新妈妈可以了解子宫是否恢复正常。

## 照护提示

- 1 食用猪肝、红糖均有助于排出恶露。
- 2 大小便后用温水冲洗会阴，擦拭时务必记住由前往后擦拭或直接按压拭干。
- 3 冲洗时水流不可太强，否则会造成保护膜破裂。
- 4 建议使用卫生护垫，不宜用卫生棉条，刚开始约1小时更换1次，之后2~3小时更换1次即可。更换卫生护垫时，应由前向后揭掉，以防细菌污染阴道。

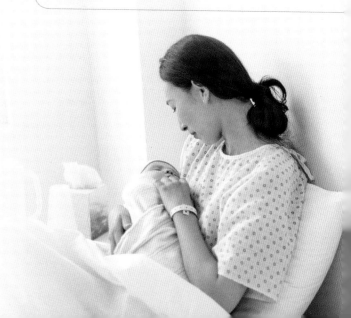

## 有助于缓解症状的食材

| 种类 | 推荐食材 |
|------|----------|
| 畜禽类 | 猪瘦肉、乌鸡、猪肝等。 |
| 蔬菜类 | 白菜、菜花、莴笋、番茄、丝瓜、莲藕、冬瓜、白萝卜等。 |
| 水果类 | 橘子、苹果、柚子、枇杷、葡萄等。 |
| 其他类 | 益母草、山楂、当归、党参、黄芪、鸡蛋、阿胶等。 |

## 食疗方推荐

| 食谱 | 做法 |
|------|------|
| 益母草煮鸡蛋 | 益母草30~60克，鸡蛋2个。益母草加水煮半小时，去药渣，放入鸡蛋，煮熟食用。 |
| 白糖藕汁 | 藕汁100毫升，白糖20克。藕汁、白糖搅拌均匀即可。随时饮服，适用于血热所致的产后恶露不尽。 |
| 鸡蛋阿胶羹 | 阿胶30克，鸡蛋3个。阿胶打碎；鸡蛋打入碗内搅匀。锅中放入阿胶和水，小火炖至胶化，加入打散的蛋液，加盐调味，稍煮片刻即可。阿胶具有止血、补血的功效，对子宫出血具有辅助治疗作用。 |
| 山楂红糖饮 | 山楂6个，红糖适量。山楂洗净，切片。锅中加水，大火烧开，放入山楂，煮至山楂软烂，加入红糖稍煮即可。建议新妈妈每日食用2次，有散瘀血的功效。 |

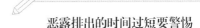

### 恶露排出的时间过短要警惕

恶露一般会持续3周左右。如果恶露排出的时间过短，有可能是恶露的残留物堵塞了子宫口，造成恶露已净的假象。这种情况有可能会因运动刺激而导致大量出血。因此，如果恶露在很短的时间内就消失，新妈妈应该到医院去做检查。

益母草煮鸡蛋能改善产后妈妈恶露不尽的问题。如觉得有较苦的中药味，可加一些红糖调味，每周吃2次或3次即可。

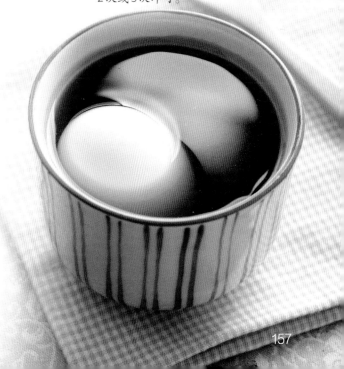

# 产后水肿

新妈妈在产褥期内出现下肢或全身浮肿，这称为"产后水肿"，往往会有头晕心悸、脉象细弱无力、体重增加、眼皮浮肿、脚踝或小腿水肿等症状。产后水肿通常有两种原因：一是脾胃虚弱，二是肾气虚弱。

## 自我判断

如果只是产后出现短暂的生理性水肿，新妈妈无须刻意限制饮水量。适量喝水能促进新陈代谢、预防尿道炎。如果有下肢或全身水肿、心悸气短、四肢乏力、尿少不适等症状时，要及时就医。尤其是剖宫产妈妈，如果发现小腿水肿、疼痛，要尽快去医院，这很可能是静脉血栓合并肺栓塞的先兆。

## 照护提示

1. 有产后水肿的新妈妈饮食要清淡，不要吃过咸或过酸的食物，尤其是咸菜、酱菜等含盐量较高的食物。因为吃盐过多会使体液浓度增加，使水分更难以排出体外。可以吃一些利水消肿的食物，比如薏仁、红豆等。尽量选择脂肪含量较少的肉类和鱼类。

2. 睡前要少喝水，以防加重身体水肿。

3. 不要长时间保持同一个姿势，如久站、久坐等。

4. 根据自己的身体情况，可以进行一些舒缓的抬腿运动，来减轻水肿。

## 有助于缓解症状的食材

| 种类 | 推荐食材 |
|------|----------|
| 畜禽类 | 牛肉、羊肉、鸡肉、鸭肉、动物肝脏等。 |
| 蔬菜类 | 冬瓜、西蓝花、油菜、黄瓜、芹菜等。 |
| 水果类 | 柠檬、苹果、香蕉、草莓等。 |
| 其他类 | 薏米、红豆、鸡蛋、黄豆等。 |

## 食疗方推荐

| 食谱 | 做法 |
|------|------|
| 红豆薏米姜汤 | 红豆、薏米各25克，老姜2片。红豆、薏米用清水浸泡3小时以上；和老姜一起入锅，加水大火烧开，转小火煮至食材熟烂，加白糖调味即可。 |
| 黄豆鲤鱼汤 | 鲤鱼半条，黄豆50克，白术10克。鲤鱼处理干净；黄豆、白术洗净。所有食材一起入锅，加水大火烧开，转小火煮至食材熟烂，加盐调味即可。 |
| 冬瓜海带瘦肉汤 | 冬瓜、海带各50克，猪瘦肉块100克。冬瓜去皮洗净，切块；海带温水泡发，洗净切段；猪瘦肉块洗净；冬瓜块、海带段一起入锅，加水烧开，转小火煮至冬瓜、海带软烂，加入猪瘦肉煮熟即可。 |

# 产后腹痛

分娩后，新妈妈出现下腹部的阵发性疼痛称为产后腹痛，也称为"宫缩痛"，这是正常现象，一般发生于产后1~2天，3~4天后自然消失。产后腹痛主要是子宫收缩、正常下降到骨盆内引起的。

## 自我判断

如果腹痛超过一周还没有消失，就要考虑患腹膜炎的可能。尤其是有下列症状要警惕：下腹部阵发性疼痛，恶露增加，头晕耳鸣，大便干燥或是恶露量少、色暗紫成块状，胸胁胀痛，面色青白，遇热疼痛稍稍减退。

## 照护提示

·1· 咨询医生，是否住院期间所开的药物中有子宫收缩剂。如果有，就不宜同时服用生化汤，免得子宫收缩过强造成产后腹痛。

·2· 避免久站或久坐，坐时臀部下垫个坐垫。采用侧卧睡姿。若疼痛影响到休息及睡眠，要及时通知医护人员。

·3·

## 有助于缓解症状的食材

| 种类 | 推荐食材 |
| --- | --- |
| 蔬菜类 | 菠菜、南瓜、扁豆等。 |
| 水果类 | 苹果（较寒凉，建议煲汤或者蒸熟后食用）、木瓜等。 |
| 其他类 | 桂皮、红花、当归、红糖、鸡蛋、黄芪、党参、苋菜籽、桃仁等。 |

## 食疗方推荐

| 食谱 | 做法 |
| --- | --- |
| 黄芪党参炖母鸡 | 母鸡1只，黄芪、党参、山药各30克。母鸡处理干净，加中药材隔水炖熟即可。 |
| 苋菜籽汤 | 苋菜籽60克。苋菜籽焙干炒黄，研细末，加红糖用开水冲服即可。每日2次，7~10天为1个疗程。 |
| 桂皮红糖汤 | 桂皮5克，红糖适量。桂皮水煎，加红糖温服即可。 |
| 红糖姜饮 | 红糖100克，鲜姜10克。两者水煎温服即可。 |
| 桃仁汤 | 桃仁9克，红糖20克。两者水煎温服即可。 |

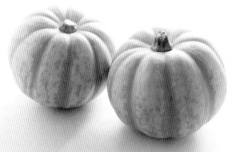

南瓜含有丰富的膳食纤维，有利于消化，能减轻新妈妈的胃肠负担。蒸着吃还能替代部分主食。

# 产后便秘

新妈妈产后饮食如常，但就是好几天解不出来大便，或者排便时干燥疼痛，难以解出，这种情况就是产后便秘，或称产后排便困难，是常见的产后病之一。

## 自我判断

生产之后胃口不好、伤口疼痛、活动得少、饮食缺乏膳食纤维，是出现产后便秘的重要原因。大便干结，难以排出，又会形成恶性循环，影响新妈妈的身心健康。

产后便秘与一般便秘症状相同，同时兼有面色萎黄、皮肤不润、口渴舌红、精神疲惫等情况。

新妈妈以产后2~3天内排便为宜，一旦产后超过3天未解大便，就要寻求医生的帮助。

运动是预防产后便秘的好途径。健康、顺产的新妈妈，产后第二天即可下床活动，逐日增加起床活动时间和活动范围。也可以做产后提肛操，将肛门向上提，然后放松，早晚各1次，每次10~30回。

## 照护提示

· 1 · 为了避免排便时用力过度，应该多喝水、多吃新鲜水果，吃全麦或糙米食品。

· 2 · 常下床行走，维持轻度运动，帮助胃肠蠕动，促进消化和排便。

· 3 · 避免忍便或延迟排便的时间，以免导致便秘。

· 4 · 禁食咖啡、浓茶、辣椒、酒等刺激性食物和饮品。

· 5 · 学会休息，渐渐将其他事情转交给家庭其他成员做，将自己的生物钟调至和宝宝一致。

除了油菜汁、芹菜汁，许多深色果蔬生吃或榨汁喝都可以缓解产后便秘，如胡萝卜汁、番茄汁等。服用时注意蔬果汁的温度不低于室温，新妈妈不可贪凉。

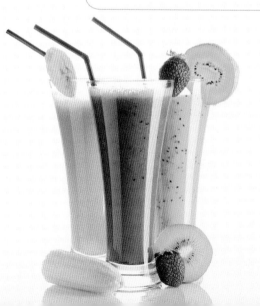

## 有助于缓解症状的食材

| 种类 | 推荐食材 |
| --- | --- |
| 畜禽类 | 鸡肉、猪肉等。 |
| 蔬菜类 | 芹菜、油菜、茼蒿、玉米、黄瓜等。 |
| 水果类 | 香蕉、苹果、梨等。 |
| 其他类 | 红薯、芝麻、蜂蜜、花生、松子、瓜子等。 |

## 食疗方推荐

| 食谱 | 做法 |
| --- | --- |
| 芹菜茭白汤 | 茭白100克，旱芹菜50克。茭白洗净，切块；旱芹菜洗净，切段。茭白、旱芹菜水煎温服即可。每日1剂。 |
| 油菜汁 | 油菜250克。油菜洗净，焯水，放入榨汁机榨汁即可。每日服用2次或3次，每次服1小杯。 |
| 茼蒿汤 | 茼蒿250克。茼蒿洗净，放入锅中加水烧开，出锅前淋橄榄油即可。每日1次，7~10天为1个疗程。 |
| 蜂蜜芝麻糊 | 蜂蜜90克，黑芝麻15克。黑芝麻研碎，调和蜂蜜即可。温水冲服，每日2次。 |
| 芝麻红薯条 | 红薯100克，黑芝麻10克。红薯去皮洗净，切条；黑芝麻炒熟。红薯蒸熟，撒上黑芝麻、淋上蜂蜜即可。每日适量食用。 |

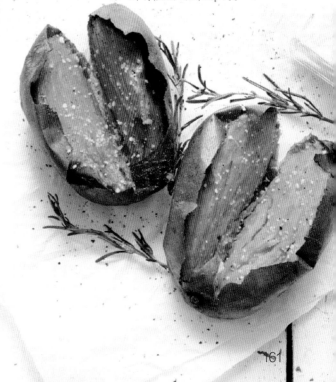

红薯富含膳食纤维，能很好地改善产后便秘。但一天内食用不要超过500克，尤其是脾胃虚弱的新妈妈。

# 产后风

产后风也叫"产后身痛"，症状有产后肢体酸痛、麻木，局部红肿、灼热，类似于风湿、类风湿引起的关节痛。中医认为，本病为分娩时用力过度、出血过多，及产后气血不足、筋脉失养、肾气虚弱，或产后体虚，再感风寒，风寒乘虚而入，侵入关节、经络，使气血运行不畅所致。

## 自我判断

新妈妈在产褥期出现腰膝、脚跟、关节甚至全身酸痛、麻木沉重，或腰肩发凉，肌肉发紧、酸胀不适，四肢僵硬等不适症状，尤其在遇到阴雨天的时候，症状更加显著，即可认为是患上了产后风。

产后风重在日常预防，切不可麻痹大意。新妈妈产后一定要小心风寒，时刻注意天气变化，使身体经常处于微微出汗的状态为宜。

## ♥ 照护提示

- ·1· 产后尤其要注意头部和脚部的保暖。
- ·2· 室内要通风透气，但新妈妈不可直接吹风，即使在夏天也不要贪凉。
- ·3· 居室环境要保持干燥洁净，避免潮湿。

## 有助于缓解症状的食材

| 种类 | 推荐食材 |
| --- | --- |
| 畜禽鱼类 | 猪肝、牛肉、鱼、鸡肉等。 |
| 蔬菜类 | 胡萝卜、番茄、茄子、南瓜等。 |
| 水果类 | 桃子、菠萝、梨等。 |
| 其他类 | 红枣、黑木耳、薏米等。 |

## 食疗方推荐

| 食谱 | 做法 |
| --- | --- |
| 薏米炖鸡 | 母鸡半只，薏米10克。母鸡处理干净；薏米洗净。母鸡、薏米一起入锅，加水、葱段、姜丝，大火烧开，去浮沫，改中火煮至食材熟烂，放盐调味即可。 |
| 薏米甜汤 | 薏米100克，冰糖10克。薏米淘洗干净，加水大火烧开，放冰糖，转小火煮至薏米熟烂即可。 |
| 黑木耳红枣瘦肉汤 | 干黑木耳15克，红枣7颗，猪瘦肉100克。干黑木耳温水泡发，洗净；红枣浸泡、去核；猪瘦肉洗净，切丝。黑木耳、红枣、猪瘦肉丝一起入锅，加姜片、水炖煮1小时，煮至肉片熟烂，加盐调味即可。 |

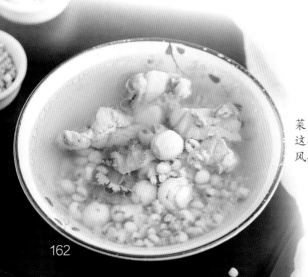

用薏米煮汤或炖菜要考虑荤素搭配，这样有助于减轻产后风症状。

# 特别关注剖宫产妈妈

剖宫产与顺产的生理变化大致相同，但是因为腹部有伤口，所以家人和剖宫产新妈妈对排尿、排气、伤口等都要有特别的照顾。

## 排尿

产后几日尿量会增加，尿管通常需留置1~2天，或等到输液管拔除后1~2小时再移除尿管。拔除尿管后，新妈妈一般可在4~8小时内自行排尿。但是由于腹部伤口疼痛，而不敢用力，容易造成排便困难。

### 照护提示

- 1 尿袋不可上提超过腹部（膀胱位置）或放置在地上。尿管粘贴处与尿袋悬挂处应为同一方向。
- 2 避免拉扯尿管而产生血尿。
- 3 避免压折或扭转尿管，造成尿路不通。
- 4 多喝水，避免尿液颜色深黄。
- 5 尿管应放置于膝盖下方，不可高过膀胱。
- 6 尿管要等到新妈妈慢慢练习起床、站立、走路之后才能拔除。

3~4小时要排尿一次，并注意排尿时是否有灼热或刺痛的感觉，以防尿道感染。如有不适（如膀胱胀、血尿、疼痛），应立即通知医护人员。

## 伤口

剖宫产伤口的照顾必须遵循两个原则：一是保持干爽；二是在手术隔天视情况换药，要特别注意翻身的技巧。

### 照护提示

- 1 伤口若有浸湿或出血，应马上通知护士。
- 2 如果沾水，必须立即擦干。第1周内不可让冷水接触伤口，必要的话可贴上防水胶布。不可以洗澡，可以用湿毛巾擦拭身体。
- 3 在咳嗽、笑、下床前，用手及束腹带固定伤口部位。
- 4 术后24小时就应该练习翻身，坐起并下床慢慢活动，以增强胃肠蠕动，尽早排气，防止肠粘连及血栓形成。
- 5 翻身时一手扶住伤口，另一手抓住床边护栏，利用手部力量而不是肚子的力量翻身。

## 排气

排气代表肠道已恢复蠕动，一般建议排气之后再进食。排气后可先喝一些水，1小时后如果没有呕吐情况，可拔除点滴。

### 照护提示

- 1 手术后若觉口干，可用棉签沾水润唇，并按医生指导喝水。
- 2 先食用流质食物，如稀大米粥或米汤，再摄取半流质，最后进食软质或固体食物。
- 3 不可空腹吃水果，否则容易胃痛。

# 附录 超简便产后局部瘦身操

## 瘦腰腹

月子期间，新妈妈正处于身体最虚弱的状态，不建议专门进行瘦腰腹尝试。产后大约6周，可以根据自身恢复的情况来考虑瘦腰腹计划；产后6个月可以加大瘦腰腹力度，可适度增加运动。下面的坐立扭腰式瑜伽，就是适合新妈妈的瘦腰腹运动，能够增强脊椎的灵活性，收细腰围。

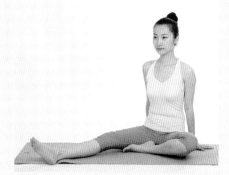

·1· 右腿向前伸直坐在地板或垫子上，弯曲左腿，左脚跟靠近会阴部位。

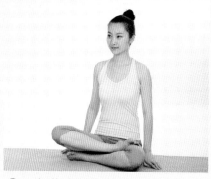

·2· 弯曲右腿，把右脚放在左大腿上。

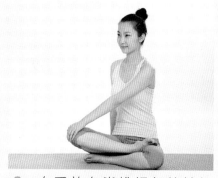

·3· 右手放在脊椎根部的地板上，左手放到右膝上。

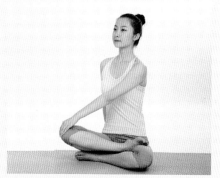

·4· 吸气，抬升胸骨。

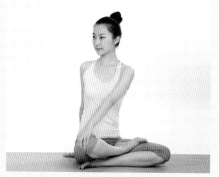

·5· 呼气，左手拉住右膝靠近身体，身体向右扭转，右肩向后运动，左肩尽量向前。

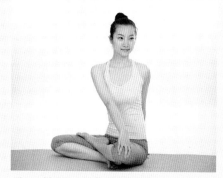

·6· 放松，并换侧进行。

## 瘦臀部

新妈妈可以选择练瑜伽为臀部塑性。下面这套动作对臀形的重塑有很大的帮助,可以紧缩臀部,令脂肪分布均匀,使肌肉变得富有弹性和张力,快速有效防止和缓解臀部下垂和松弛,令臀部变得圆翘。

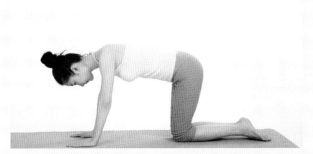

·1· 身体呈俯姿,双手分开一个肩宽,双膝并拢,用双手和双膝支撑地面,上半身与地面平行,头部朝下。

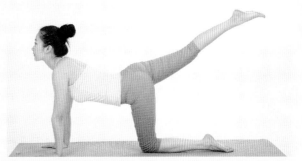

·2· 吸气,抬高右腿,绷直,同时抬头向前看,保持10秒。

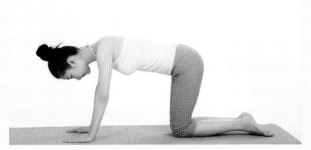

·3· 呼气,回到初始姿势。

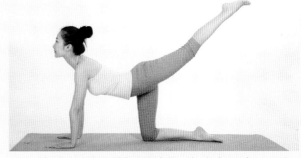

·4· 换另一侧腿做相同动作,左右各重复10次。

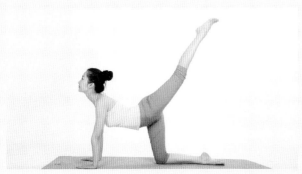

·5· 将左腿最大限度向后抬高,绷直,双臂不要弯曲,上半身与地面平行,保持这个姿势5秒。

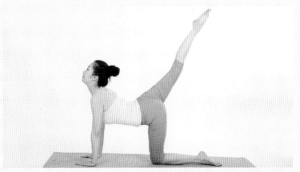

·6· 换腿重复这个动作,左右腿各重复5次。

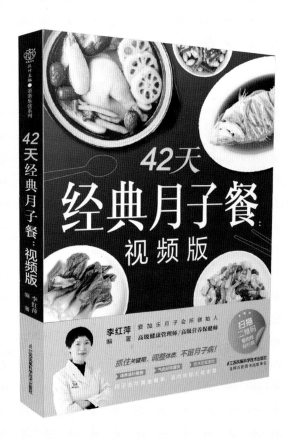

# 《42天经典月子餐：视频版》

**定价：49.8元 　　 李红萍 编著**

看视频，跟金牌月嫂学做月子餐！明星月子中心创始人10年干货分享，252道月子会所黄金套餐，坐月子一天一页照着吃，调体质不留月子病！坐月子一日三餐+产后恢复+新生儿护理一本搞定，超值附赠10节视频课！